Margit Burkhart

Gewöhnen Sie sich das Altern ab!

Margit Burkhart

Gewöhnen Sie sich das Altern ab!

*Das mentale
Anti-Aging-Training*

Herbig

Die Ratschläge in diesem Buch sind von Autorin und Verlag sorgfältig geprüft, dennoch kann keine Garantie übernommen werden. Jegliche Haftung der Autorin bzw. des Verlages und seiner Beauftragten für Gesundheitsschäden sowie Personen-, Sach- und Vermögensschäden ist ausgeschlossen.

Besuchen Sie uns im Internet unter
http://www.herbig.net

2. Auflage 2002

© 2001 F.A. Herbig Verlagsbuchhandlung GmbH, München
Alle Rechte vorbehalten
Schutzumschlag: Wolfgang Heinzel, unter Verwendung
eines Fotos von Frauke Sinjen, München
Zeichnungen: Anneli Nau, München
Lektorat: Gabriele Berding
Zitat S. 75ff aus: Chopra, Deepak: Die unendliche Kraft in uns:
Energien jenseits der persönlichen Grenzen aktivieren.
(Übers. aus dem Amerikanischen: Michael Lamass)
© 1991 Deepak, Chopra
für die deutsche Übersetzung: © 1992 BLV Verlagsgesellschaft mbH, München
by arrangement with Bantam Books, a division of Random House Inc.

Satz: EDV-Fotosatz Huber/Verlagsservice G. Pfeifer, Germering
Gesetzt aus: 11/14,4 Punkt Rotis Sans Serif
Druck: Jos. C. Huber KG, Dießen
Binden: R. Oldenbourg, Heimstetten
Printed in Germany
ISBN 3-7766-2246-6

Dieses Buch widme ich der Freundschaft
und den Menschen, die sie mir schenken und meinem
Herzen nahe stehen:

Dr. Timm Lessel
Dr. Jürgen Stepien
Doris Schmidt

M.B.

INHALT

Kapitel 6

ANHANG

EIN PAAR WORTE ZUVOR ...

Liebe Leserin,
lieber Leser,

beim Lesen des Titels »Gewöhnen Sie sich das Altern ab« kann ich mir bei Ihnen die unterschiedlichsten Reaktionen vorstellen. Vielleicht schütteln Sie den Kopf voller Unverständnis. Oder Sie sind amüsiert. Oder denken: »Wie soll das denn gehen, so ein Blödsinn!« Vielleicht taucht auch der Gedanke auf: »Interessant«. Vielleicht haben Sie mehr aus Neugierde als aus echtem Interesse das Buch zur Hand genommen und versuchen zu ergründen, was wohl hinter diesem Titel steckt. Vielleicht tippen Sie eher auf eine krankhafte Autorin mit einer ausgedehnten Altersparanoia als dass Sie sich ein ernst zu nehmendes Thema erwarten.
Nein, keine Sorge. Ich habe keine Altersparanoia! Ganz im Gegenteil. Die Selbstsicherheit, Weisheit und Erfahrung einer reifen Persönlichkeit und gleichzeitig die verwegenen Gedanken einer 20-Jährigen in sich zu tragen – diese Kombination kann nur eine Anhäufung an Lebensjahren bewirken. Keines davon möchte ich missen. Ein herrliches Gefühl! Gibt es etwas Schöneres als gerade jetzt zu leben?

Und die Aufforderung, sich das Altern abzugewöhnen, so wie es viele kennen, meine ich sehr ernst. Denn die Nebenwirkungen sind in der Regel hässlich, krankhaft und ungesund.

Sie selbst steuern Ihren eigenen Alterungsprozess! Seien Sie mal ehrlich: Haben Sie nicht schon nach Altersanzeichen Ausschau gehalten? Sich morgens kritisch im Spiegel betrachtet? Ständig überprüft, ob Sie schon ein bisschen faltiger, ein wenig grau oder ein wenig dicker geworden sind? Vergleiche gezogen mit Kollegen, Freunden oder Nachbarn Ihres Alters? Wissen Sie, warum Sie in diesen Zustand kommen? Weil Sie es erwarten! Wenn Ihnen dieser Vorgang bekannt vorkommt, dann sind Sie schon dabei: sich das Altern *anzugewöhnen*!

Ihre Erwartung und Ihr Glaube an den eigenen Alterungsprozess hat die gleiche Wirkung wie die eines Scheinmedikaments, eines Placebos. Es ist harmlos. Tut nicht weh. Hat aber eine enorme Wirkung auf unsere Körperchemie. Ein Placebo löst in uns eine Erwartung aus, die stark vom Glauben an die Heilung geprägt ist. Diese wiederum erzeugt eine biochemische Reaktion im Körper, sobald unser Verstand – unbewusst – den Befehl zur Heilung gibt. Und genauso ist es mit Ihren Gedanken, Ihren Erwartungen und Gefühlen, Ihren inneren Bildern, die Sie von sich und dem zu erwartenden Alterungsprozess haben. Leider hat die Mehrheit von uns düstere Erwartungen, was das Altern betrifft. Wen wundern da die bekannten »hässlichen« Nebenwirkungen, die wir mit aller Macht und den modernsten Anti-Aging-Mitteln zu bekämpfen versuchen. Meist vergebens.

Vielleicht haben Sie sich schon mit dem Thema »Jungbleiben« befasst. Haben bestimmte Übungen gemacht, einer besonderen Ernährung den Vorzug gegeben oder sonstige Strategien oder Techniken befolgt, die Ihnen offenbaren wollten, wie Sie Ihren Jungbrunnen entdecken und Lebensfreude wecken können. Obwohl Sie gewissenhaft all diese Tipps und Vorschläge befolgt haben, ist der durchschlagende Erfolg ausgeblieben. Sie werden merken, dass solche Strategien alleine nicht ausreichen. Nur den Körper mit Fitnessmaßnahmen und gesunder Lebensweise zu verjüngen, ist wie das Auswendiglernen von Rechenformeln speziell für die bevorstehende Matheprüfung. Wird man deswegen gescheiter bzw. jünger? Nicht wirklich! Der Alterungsprozess vollzieht sich nicht nur an unserem Körper, sondern auch in unserem Geist. Denn Körper und Geist sind nicht voneinander zu trennen, sodass wir den einen nicht ohne den anderen verjüngen können.

Ein wesentlicher Teil meiner Methode entstand auf der Grundlage des Denkmodells von Dr. Deepak Chopra. Er stellt die These auf, dass wir nur altern, weil wir es nicht anders kennen. Er spricht von einer sozialen Konditionierung oder einer kollektiven Hypnose, der wir alle kritiklos unterliegen. Wir altern, weil wir es erwarten. So lange wir glauben, zu altern, unterstützt unser Körper diesen Glauben, auch wenn er die Fähigkeit hat, anders zu agieren.

Chopra meint, dass diese Erwartung so stark sei, dass unser Körper uns in diesem Glauben unterstützt, indem alle Hormonsysteme und Drüsen ihre Produktion verlangsamen und schließlich ganz einstellen. Denn unser Glaube, unsere Vorstellungskraft, unser Bewusstsein, unsere Gefühle und Gedanken wirken sich auf all unsere Körperprozesse aus. Körper und Geist stehen in ständigem Kontakt miteinander. Jeder Gedanke, jede seelische Veränderung wird über winzige kleine Moleküle an die Organe weitergegeben – und sie reagieren sofort. Es besteht eine ununterbrochene Kommunikation zwischen unseren Organen und unserem Gehirn. In jeder Sekunde findet in unserem Körper ein umfassender Informationsaustausch statt. Alles, was wir denken, fühlen und glauben, findet seine Entsprechung in unserer Körperchemie.

Seit vielen Jahren lässt mich dieses Thema nicht mehr los. Richtungweisend waren die Erfahrungen in meinen verschiedenen Ausbildungssegmenten wie Reinkarnationstherapie, Hypnose, Katathymes Bilderleben, Psychotherapie, die Funktionsweise des menschlichen Körpers, also Anatomie/Physiologie und die Erfahrungen vieler Therapiestunden in Verbindung mit den Erfahrungen anderer aus der Literatur und Beobachtungen im Freundes- und Familienkreis.

Große Denker und Wissenschaftler – um nur einige zu nennen: Dr. Deepak Chopra, Candace Pert, Dr. Jeanne Achterberg – sowie die vielen Autoren, die ich in diesem Buch erwähne, haben mich beeinflusst. Ihre Ideen und Gedanken zur Wirkungsweise der Psyche auf den Körper haben mich fasziniert und mein Leben geprägt. Viele von ihnen werden in diesem Buch zitiert. Wenn ich den einen oder anderen einmal nicht zitiert habe, liegt es daran, dass ihr Gedankengut im Laufe der Zeit mit meinem Wissen und meiner Wahrnehmung verschmolzen ist und Teil meines Bewusstseins (und meine eigene Überzeugung) geworden ist.

Aus meiner psychotherapeutischen Praxisarbeit weiß ich, dass Unglaubliches im Körper geschehen kann, wenn Energien zur Heilung freigesetzt werden. Und genau diese Energien können auch für den Verjüngungsprozess eingesetzt werden. Diese Einsicht war die Geburtsstunde einer von mir entwickelten Methode zur Verjüngung des eigenen Körpers ohne Facelifting, ohne Skalpell.
Diese Methode besteht aus drei Phasen oder Schritten.

14

1. Die erste Phase dient des Sich-Bewusstmachens alternder Verhaltensweisen. Ein besonderer Augenmerk liegt dabei auf der Wirkungsweise, die inneres Erleben, Gedanken und Gefühle auf den Körper haben.
2. In der zweiten Phase werden neu zu integrierende Gedanken und innere Bilder eingeübt.
3. Die dritte Phase schließt mit der praktischen Umsetzung von neu gelernten Denk- und Verhaltensweisen ab.

Trotz komplexer Zusammenhänge in der Wechselbeziehung zwischen Körper und Geist ist die Methode einfach und verständlich aufgebaut. Sinn des Trainings ist es, dass Sie
• ein Gefühl der Kontrolle über Ihren eigenen Alterungsprozess bekommen,
• Ihren inneren Dialog verändern – das wird Ihnen helfen, den Alterungsprozess aus einer anderen Perspektive zu erleben,
• das neue Verhalten in den Alltag integrieren.

Ich werde Ihnen in dem vorliegenden Buch zeigen, wie wir uns eine körpereigene Intelligenz zu Nutze machen können, über die wir verfügen und die in dieser Art noch nie zur Verjüngung eingesetzt wurde.

Die Forschungen der Gentechniker laufen auf Hochtouren, um den Code, der uns altern lässt, zu knacken. Anstatt auf diesen Moment zu warten, sollten wir uns vielmehr darauf konzentrieren, unsere eigenen Gentechniker zu sein. Das kleinste, portable Genlabor ist unsere Achtsamkeit im Denken, unterstützende Glaubenssysteme sowie die bewusste Steuerung unserer Körperchemie mittels innerer Bilder. Sie werden ahnen, dass es sich mit dem Jungbleiben ähnlich wie mit der körperlichen Fitness verhält: es muss regelmäßig trainiert werden. Dafür bringt es Ihnen ein Maximum an Lebensqualität, Vitalität und ein zeitloses Körpergefühl sowie Gelassenheit in Hinblick auf die kommenden Jahre.

Die Zeit und die Energie, die Sie für sich aufwenden, wird die beste Investition sein, die Sie je getätigt haben. Es wird Ihnen unendlich Freude machen, Ihre Fortschritte zu beobachten – auch an den Reaktionen Ihrer Familie, von Freunden und Kollegen. Sie werden eine Hochachtung für die Fähigkeiten Ihres Körpers bekommen. Sie werden eine Hochachtung dafür bekommen, welches Potenzial in Ihnen steckt, das nur darauf wartet, entdeckt zu werden. Und Sie werden eine Hochachtung für sich bekommen, wenn Sie feststellen, wie durch eine veränderte Einstellung der Alterungsprozess sich umkehren und verändern kann.

Das Leben, die kommenden Jahre erhalten eine völlig neue Dimension. Jetzt geht es darum, die Fähigkeiten in uns zu erkennen, die sich für den Verjüngungsprozess nutzen lassen und sie gezielt einzusetzen.

Da diese Methode völlig revolutionär und erst recht neu ist, würde ich mich freuen, wenn Sie mir einmal von Ihren Fortschritten, Erfahrungen und Erfolgen an Ihnen berichten würden.

Bis dahin wünsche ich Ihnen viel Spaß und Freude an der Arbeit mit diesem Buch.

Ihre

EINLEITUNG

Es war schon immer ein Traum der Menschheit, ein Jugendelixier zu finden, das sie zurück in die Jugend bringt. Unglaubliche Experimente wurden durchgeführt. Unglaublich viel Geld wurde dafür ausgegeben und unglaublich viel Geld wurde damit verdient.

»Sie sind so jung wie Ihr Darm«, sagten die Bakteriologen und durchspülten die Gedärme der Menschheit, um sie von alternden Substanzen zu befreien.

»Sie sind so jung wie Ihr Blut, Ihre Gefäße, Arterien«, sagen die Ärzte des neuen Medizinzweiges Anti-Aging und bringen die jeweiligen Blutparameter mit hochdosierten Aminosäuren, einem Supermix aus Vitaminen, Mineralien und Spurenelementen auf ein jugendliches Niveau.

»Sie sind so jung wie Ihre Drüsen«, sagten die Endokrinologen und spritzten alle möglichen Extrakte, gewonnen aus Tierhoden, z.B. von Affen oder Stieren, in der Hoffnung auf ewige Jugend. Man schreckte auch nicht davor zurück, bestimmte Hormone aus Leichen den zahlungswilligen Patienten einzuverleiben. Leider brachte ihnen diese Injektion genau das Gegenteil von der ewigen Jugend, nämlich den raschen Tod. Heute bestehen diese Substanzen aus künstlichen, sündhaft teuren Hormonen aus dem Labor, die nicht nur eine Rückkehr zur Jugendlichkeit garantieren, sondern auch eine Abhängigkeit von der Nadel und vom Arzt entstehen lassen und einen hohen finanziellen Einsatz bedeuten. Versiegt die Quelle der künstlichen Hormone oder macht der Geldbeutel nicht mehr mit, sind die Patienten – schwuppdiwupp – gleich wieder ganz die Alten. Schaut man sich diese Richtung der Anti-Aging-Bewegung an, so scheint Jugendlichkeit oder Langlebigkeit lediglich eine Frage des Geldes und der richtigen Mischung von Hormonen in der Spritze zu sein.

Ich wage zu behaupten, dass es unglaublich einfach und kostengünstig ist, dieses Jugendelixier selbst herzustellen. Ich wage zu behaupten, dass die Menschen die Fähigkeiten haben, mit Hilfe des Gehirns die Biochemie ihres Körpers so zu steuern, dass die im Alter verkümmerten Drüsen aktiviert werden können und der Alterungsprozess bewusst gesteuert werden kann. Ich wage weiter zu behaupten, dass wir uns das Altern so lange »einbilden«, bis es wirklich eintritt.

Ferner wage ich zu behaupten, dass Jugendlichkeit nicht nur eine Frage des Zustands dieses oder jenes Organs oder der Gefäße ist, sondern des ganzen Menschen, so wie er empfindet, denkt, glaubt und handelt.

Mit der Margit-Burkhart-Methode, kurz MB-Methode genannt, aktivieren Sie Ihr Bewusstsein, Ihr Unterbewusstsein und Ihren Körper. Dann sehen Sie automatisch jung aus, weil sich in Ihnen eine Wandlung vollzieht. Entsprechend Ihrem inneren Empfinden werden Sie sich jung fühlen, sich so bewegen, gehen, sprechen, handeln und letztendlich so aussehen.

Alle im Buch aufgeführten Fallbeispiele zeigen, dass unser Glaube, unsere Gefühle und Vorstellungsbilder eine direkte

Wirkung auf unseren Körper haben. Wenn es Menschen gelingt, sich von unheilbaren Krankheiten zu befreien, obwohl alle Ärzte den sicheren Tod voraussagen, so ist das keine Wunderheilung, wie wir so gerne glauben, sondern die Schulung des Bewusstseins und des Immunsystems. Dieses Bewusstsein, darauf programmiert zu überleben, hat die Macht, die Bausteine des Körpers – die Zellen – wieder so aufzubauen und zu ordnen, dass der Mensch wieder gesund werden konnte.

Warum also sollte das gleiche Bewusstsein, das die Fähigkeit hat, uns von tödlichen Krankheiten zu heilen, nicht auch die Fähigkeit haben, das gesamte Hormonsystem, welches am Alterungsprozess beteiligt ist – diese Zellen also – so zu organisieren und aufzubauen, dass der Mensch sich wieder verjüngen und regenerieren kann?

Wir sollten unseren Alterungsprozess selbstständig in die Hand nehmen und bewusst steuern. Es sollte eine Verpflichtung sich selbst gegenüber sein, die man tagtäglich erneuern muss. Ein Arzt oder Anti-Aging-Experte kann Sie dabei unterstützen, doch nichts geht über das persönliche Engagement und die eigene Unabhängigkeit. Machen Sie sich nicht von jemandem abhängig! Wenn Sie sich zum Ziel gesetzt haben, Ihren Alterungsprozess selbst zu steuern und dafür alles tun, wird Ihr ganzheitlich funktionierender Körper diesem Wollen gehorchen.

Eins der wichtigsten Werkzeuge ist Ihr Glaube, denn was auch immer Sie über das Altern glauben, Sie haben Recht und Sie werden Recht behalten; denn es ist Ihr eigenes Gesetz, Ihre Wirklichkeit, die sich in Ihrem Körper, in jeder Ihrer Zellen manifestieren wird.

Ihr Glaube, dass Sie Ihre Körperchemie beeinflussen können, wird eine entscheidende Rolle spielen. Ihr Glaube daran, wie Sie jetzt sind und wie Sie sein können, ist maßgeblich für das, wie Sie sein werden. Hört sich ganz schön kompliziert an – ist es aber nicht.

Wenn Sie glauben, dass sich Ihr biologisches Leben in engen Grenzen bewegt – Geborenwerden, Erwachsenwerden, Altwerden, Krankwerden – werden Sie sich auch innerhalb dieser Grenzen bewegen. Denn nichts hat mehr Macht über uns als das, woran wir glauben.

Und glauben Sie nicht, dass etwas furchtbar kompliziert sein muss, um zu wirken. Nein, oft bringen die einfachsten Dinge die besten Ergebnisse. Führen Sie das Experiment durch!

Ein neuer Blickwinkel
»Zweifele immer an dem, was du glaubst.«
Epikret

TEIL 1

Bewusstmachung
alternder Verhaltensweisen

KAPITEL 1
Die Macht des Glaubens

Entstehen und Vergehen

Die Stunde Null: Eine Eizelle wird befruchtet. Sie teilt sich und die Lebensuhr beginnt zu ticken. Unaufhörlich. Die Gene steuern die Embryonalentwicklung, vom Baby zum Erwachsenen. Zelle um Zelle teilt sich. Der Organismus wächst heran aus Nerven-, Muskeln-, Knochenmarks- oder Hautzellen. Jede Sekunde werden neue Zellen gebildet und jede Sekunde sterben Zellen wieder ab. Der Organismus wächst, wandelt sich, erlebt seine Jugendphase und steuert langsam über viele Jahrzehnte hindurch zur Reifephase. Die Lebensuhr tickt langsamer und spätestens mit 120 Jahren stellt sie ihre Tätigkeit ein. Das ist die schöne Version von Entstehen und Vergehen.

Die Realität sieht ganz anders aus. Kaum haben wir die 30 überschritten, hören wir das Ticken der Lebensuhr. Bis in die kleinsten Moleküle der Gehirn- und Körperzellen. Ist dieses Bewusstsein erst einmal fest verankert, erwarten wir regelrecht den Alterungsprozess: Falten, graue Haare, Pigmentflecken, Augenlinsentrübung, Rheuma, Gicht, Bluthochdruck und, und, und. Wir sind mittendrin. Auch das Innere des Körpers altert. Die Blutgefäße werden durch Ablagerungen hart und fest, der Stoffwechsel wird immer langsamer. Das Immunsystem wird immer schwächer. Die Summe der verschiedenen Krankheiten macht uns immer hinfälliger und zwingt uns in die Knie.

Exitus! Das war's. Von wegen 120 Jahre!
Schauen wir doch einmal, was die Forscher glauben ...

Was die Forscher glauben

Warum altern wir? Das ist die Frage, die Heerscharen von Forschern beschäftigt, die dazu auch einige Theorien bereithalten.

Die Lebenserwartung hängt vom Energieumsatz ab, ist eine der Theorien. Für jedes Lebewesen steht ein bestimmter Vorrat an Lebensenergie zur Verfügung. Ist die Energie verbraucht, stirbt der Organismus. Bei einem Kolibri, der sich viel und hektisch bewegt, ist die Energie schnell verbraucht – er wird nur zwei Jahre alt. Eine Riesenschildkröte, die sich nur langsam bewegen kann, lebt zum Beispiel fast 180 Jahre. Auch das Faultier bewegt sich nur selten und dann auch nur ruhig und gemächlich. Es lebt über 30 Jahre – länger als vergleichbare Tierarten. Auf den menschlichen Organismus bezogen bedeutet es ebenfalls, dass er umso länger lebt, je niedriger sein Energieumsatz ist. Das erfreuliche an dieser These ist, dass der Mensch hier doch erheblichen Einfluss auf seinen Alterungsprozess hat – nämlich mit seinem Lebensstil.

Eine andere Theorie beschäftigt sich mit der Zellalterung. Haben sich die Zellen eines Menschen ca. 50-mal geteilt, stirbt die Zelle. Diese so genannte Hayflick-Zahl ist eine feste Größe. Sie wurde in den Sechzigerjahren von dem amerikanischen Zellbiologen Leonard Hayflick festgelegt. Er experimentierte mit Bindegewebszellen aus Hühnerherzen. Dabei zeigte sich, dass die Zellteilung auch unter optimalen Bedingungen ihre Grenzen hatte. Nach 50 Teilungen war Schluss. Der Zelltod ist also in den Zellen programmiert. Damit läuft die Suche der Forscher auf Hochtouren. Welche der ca. 30.000 Gene trägt die Lebensuhr in sich? In welchem Gen tickt sie und wie lässt sie sich zurückdrehen?

Die Chromosomenschäden durch die Zellerneuerung soll die Fehler- und Reparaturtheorie belegen. Die Enden der Chromosomen, den Trägern unserer Erbsubstanz, werden von sogenannten Telomeren geschützt – etwa wie Plastikkappen, die die Enden von Schnürsenkeln vor dem Aufdrehen schützen. Mit jeder Zellteilung verkürzen sich die Telomere, womit auch deren Schutzwirkung für die Chromosomen abnimmt. Je kürzer die Telomere, umso kürzer ist unsere Lebensspanne.

Einen besonders hohen Anteil an Verantwortung für den Alterungsprozess sollen die freien Radikalen haben. Bei der Entstehung von verschiedenen Erkrankungen wie Bluthochdruck, Alzheimer, Parkinson, Arteriosklerose und Immunschwäche sollen sie maßgeblich verantwortlich sein. Wie entstehen freie Radikale? Die Kraftwerke der Zellen, die Mitochondrien versorgen die Zelle mit Energie. Dafür wird Sauerstoff benötigt. Dabei entstehen hochaggressive Moleküle, so genannte Sauerstoffradikale. Wo immer sie auftreten, wirken sie zerstörerisch. Zelleigene Enzyme fangen die Radikale ein und machen sie unschädlich. Wird der Mensch älter, verliert er die Fähigkeit, genügend Radikalenfänger zu produzieren. Nehmen die freien Radikalen überhand, kommt es zur Oxidationsprozessen, die die Kraftwerke der Zellen zerstören. Die Zellen gehen zu Grunde.
Viele glauben, dass es Substanzen gibt, mit denen man den Alterungsprozess verzögern kann: Um die freien Radikalen in

Schach zu halten, werden Antioxidantien wie Vitamin C und E, Beta Carotine, Selen und Melatonin eingesetzt.

Zurzeit ist die Entdeckung der Telomerase – ein zelleigenes Produkt, ein Enzym – in aller Munde. Sind wir jung, ist die Telomerase in unseren Zellen noch genügend vorhanden. Je älter wir werden, umso geringer wird die Konzentration in unserem Körper. Durch die Telomerase wird die Lebensuhr in den Keim- und Samenzellen wieder zurück auf START gestellt. Ist die Telomerase aktiv, findet eine uneingeschränkte Zellteilung statt. Damit stehen die Zeichen auf Jugendlichkeit. Die Zellen bleiben frisch und jung, sie altern nicht! Außerdem verhindert dieses Enzym, dass sich die Schutzkappen der Chromosomen ständig verkürzen.

Den Forschern ist es gelungen, das Telomerase-Gen erfolgreich in normale Körperzellen einzubauen, allerdings nur in der Zellkultur. Dort funktioniert die erhoffte Verjüngung. Der Mensch verfügt aber über eine Vielzahl von verschiedenartigen Zellen. Telomerase macht alle Zellen unsterblich, leider auch die Krebszellen. Es ist also durchaus sinnvoll, dass sich nicht alle Zellen ungehemmt teilen können.

Der Prozess des Alterns beim Menschen ist derart vielschichtig, dass die Wissenschaftler bis heute noch keine 100%ige Aussage darüber machen können. Sie wissen zwar in Bruchstücken, was in den Zellen passiert, aber die letztendliche Erkenntnis fehlt immer noch.

So, jetzt sind Sie über verschiedene Theorien informiert. Aber helfen uns diese Ansätze oder Spekulationen weiter? Leonard Hayflicks Antwort darauf lautet: »*Nun, da wir alle großen Theo-*

rien kennen, die uns Erklärungen liefern könnten – was ist die Wahrheit? Hand aufs Herz: Wir kennen sie immer noch nicht. Einige Gerontobiologen machen es sich leicht und sagen, alle Theorien hätten etwas für sich, Altern habe viele Ursachen, und wahrscheinlich spielten Faktoren aus sämtlichen Theorien eine Rolle. Andere vertreten mit großer Leidenschaft nur eine Theorie und lassen keine andere gelten.«

Glauben Sie nicht alles

Jetzt wissen Sie einiges darüber, was die Forscher übers Altern glauben. Doch was glaubt das »gemeine Volk«? In der Regel doch dies: Wir werden immer älter, immer mehr Falten erscheinen, die Erkrankungen an Bewegungsapparat und Muskeln häufen sich, wir werden immer schwächer, irgendwann werden wir ernsthaft krank und dann sterben wir. Kurz gesagt: Altern ist gleichbedeutend mit Krankheit, Schmerz und Tod. Wir sehen's ja am Nachbarn.
Was ist aber nun, wenn wir nur altern, weil wir daran glauben?

Wie bereits erwähnt, hat Deepak Chopra, ein Arzt aus Massachusetts, eine der interessantesten Thesen hierzu. Er ist einer der wenigen, der mit seinen Büchern und Vorträgen dafür sorgt, dass sich unsere Sichtweise über das Altern und die Rolle, die Körper und Geist dabei spielen, vollkommen ändert. Dr. Chopra ist Endokrinologe, nennt sich selbst auch Quantenbiologe, was für die Anwendung der Quantenphysik in der Biologie steht. Er behauptet, dass der menschliche Körper den Gesetzen der Quantenphysik und nicht denen der Newton'schen Physik unterliegt. In seinem Buch »Die Körperzeit« stellt er die These auf, dass wir nur altern, weil wir es nicht anders kennen. Wir haben es bedingungslos von unseren Eltern, von unseren Lehrern und von anderen Autoritäten übernommen. Er spricht von einer sozialen Konditionierung oder einer kollektiven Hypnose, der wir alle kritiklos unterliegen. Er glaubt, dass unsere Zellen ein Zellgedächtnis haben und ständig unsere Gedanken belauschen und sich dementsprechend verändern. Wir altern, weil wir es erwarten. Solange wir glauben, zu altern, unterstützt unser Körper diesen Glauben, auch wenn er die Fähigkeit hat, anders zu agieren.

Die mentale Erwartung und der Glaube an die Notwendigkeit des Alterns ist so stark verankert, dass alle Hormonsysteme und Drüsen im Körper ihre Produktion verlangsamen oder einstellen, bis wir schließlich altern.

Der menschliche Körper hat die komplexeste sich selbst erhaltende Molekularstruktur, die man sich denken kann. Ständig werden Zellen erneuert. Unablässig wandelt sich der Körper. Nach früheren Schätzungen erneuert sich der Mensch alle sieben Jahre komplett. Chopra hingegen behauptet, dass wir uns – aus Sicht der Quantenphysik – in einem Jahr fast zu 98% erneuern. Das bedeutet, dass wir alle fünf Tage eine neue Magenschleimhaut haben. Die Haut tauscht sich einmal im Monat komplett aus, und das Knochengerüst alle drei Monate.

Günter Griebl, ein Verfechter der Unsterblichkeitstheorie, stellt die Frage: Warum haben Neugeborene, egal ob die Mutter 18 oder 38 Jahre alt ist, den gleichen jungen Körper? Dieser kleine Körper ist ein Teil der Mutter gewesen, genauso wie die Leber, die Milz, das Herz usw. Der Körper des Säuglings ist aus ihren Zellen gebildet worden, er hat also das gleiche Zellalter wie der Körper der Mutter. Der Körper der Mutter ist wiederum aus den Zellen ihrer Mutter entstanden usw., usw.

Wenn wir also alle zwölf Monate einen fast neuen Körper haben, ein 80-Jähriger genauso wie ein 10-Jähriger, warum sieht ein 80-Jähriger anders aus als ein 10-Jähriger? Die Frage von Griebl ist durchaus berechtigt: Warum hat der eine einen jungen Körper und der andere einen alten Körper? Obwohl hier die Substanz und die Anzahl der Zellen, die sterben und erneuert werden, dieselben sind. Es könnte sein, dass jeder Körper, egal wie alt oder jung er aussieht, gleich alt ist, nämlich so alt wie die menschliche Rasse. Altern wir, weil wir es erwarten? Weil wir darauf programmiert sind? Programmiert durch unsere Eltern, die wiederum durch ihre Eltern, und so geben wir dieses Gedankengut unablässig weiter. Von Generation zu Generation.

Wir sind darauf konditioniert. Das Phänomen der Konditionierung oder Programmierung ist vielen von uns bekannt durch das Experiment des russischen Physiologen Pawlow. Pawlow soll das Phänomen der Konditionierung entdeckt haben. Er experimentierte mit Hunden. Jedes Mal, wenn er die Tiere fütterte, drückte er auf eine Klingel. Die Tiere verbanden mit der Zeit das Ertönen der Klingel mit Nahrungsaufnahme. Sobald sie die Klingel hörten, fingen sie an zu sabbern, auch wenn sie nicht gefüttert wurden. Pawlow zeigte damit, dass gewisse Auslöser körperliche Reaktionen hervorrufen und diese Reaktionen, wann immer gewünscht, wiederholt werden können.

Da wir schon bei den Tieren sind: bei ihnen verläuft der Alterungsprozess ganz anders. Tiere in der freien Wildbahn behalten bis ins hohe Alter in der Regel ihr schönes Fell, Feder- oder

Schuppenkleid. Eine Antwort ist mit Sicherheit, weil sie sich stets physiologisch richtig ernähren, im Gegensatz zu uns Menschen. Eine andere Antwort gibt auch Chopra: Tieren wird ihr Altern nicht bewusst. Ein Löwe, der altert, weiß nicht, dass er altert. Wir Menschen sind uns aber dessen sehr bewusst. Dieses Bewusstsein ist in allen Zellen des Körpers verankert. Alles, was wir wahrnehmen, beeinflusst unsere geistige Verfassung.

Dass wir ein Zellgedächtnis haben, glaube ich, ist unbestritten. Für jeden von uns ist es ein Kinderspiel, sich an Vergangenes zu erinnern. Manche dieser Erinnerungen wecken schöne Gefühle und beeinflussen noch heute unsere Körperchemie, wenn wir sie wachrufen – z. B. die Erinnerung an unser erstes Verliebtsein oder an einen schmerzhaften Verlust.

Glauben wir den Wissenschaftlern, so haben wir nur geringen Einfluss auf unser Altern. Schön und gut, dieser neue Glaube, dass unser Altern angelernt sein könnte, ist erst mal auch nur eine These. Aber macht es uns nicht das Leben leichter, wenn wir das Gefühl haben, nicht allem ausgeliefert zu sein?

Übernehmen auch Sie die Philosophie einer Wissenschaftlerin, die sich aus der Masse ihrer Kollegen heraushebt. Candace B. Perts Grundsatz lautet:

Ein neuer Blickwinkel
Geben Sie sich nicht mit der herrschenden Meinung zufrieden. Finden Sie sich nicht mit dem Gedanken ab, dass sich etwas nicht machen lässt, weil die wissenschaftliche Literatur sagt, es lasse sich nicht machen.

Vom alten Glauben fallen

Zwei Frauen feiern ihren 70. Geburtstag. Eine der beiden Frauen sieht darin das Ende ihres schaffensreichen Lebens und »weiß«, dass nun Krankheit und Verfall auf sie zukommen werden. Sie entscheidet, dass es jetzt Zeit wird, die letzten Dinge zu regeln. Für die andere Frau stellt das 70. Lebensjahr keine Begrenzung dar. Alter spielt für sie keine Rolle. Sie stellt hohe Ansprüche an sich selbst und entscheidet, dass Wandern und Bergsteigen für sie eine Sportart sein könnten, die sie in ihrem Alter noch leicht bewältigen kann. Die folgenden 20 Jahre legt sie ihre ganze Leidenschaft in diese Sportart. Hulda Crooks besteigt 90-jährig einen der höchsten Gipfel der Welt: den Fudschijama.

Diese Geschichte, die Anthony Robbins in seinem Buch »Power-Prinzip« erzählt, bestätigt sehr deutlich, welche Auswirkungen unser Glauben und unsere Einstellung dem Alter gegenüber auf unser Leben haben kann. Die eine Frau erlebt sich alterslos und voller Energie, während die andere das erlebt, was sie glaubt. Verfall und Krankheit.

Wie bereits erwähnt, stehen Körper und Geist in ständiger Verbindung. Moleküle sind die Verbindungsglieder zu den Organen. Jede seelische Veränderung, jeder Gedanke wird an die Organe weitergegeben, die sofort darauf reagieren. Körper und Geist stehen in ständiger Kommunikation miteinander. Taucht ein Gefühl oder ein Gedanke auf, wird dies sofort von einer chemischen Reaktion begleitet. Haben wir Angst, erzeugt der Körper Adrenalin. Erzeugen wir im Körper Beta-Endorphine wie z. B. durch ausdauernden Sport, so erleben wir das Gefühl von Glück. Forscher haben festgestellt, dass trauernde Menschen trauernde Immunzellen haben. Dass wir trauern, ist eine menschliche Eigenschaft. Zieht sich aber die Zeit des Trauerns übermäßig lange hin, werden wir anfällig für viele Krankheiten. Jedes Gefühl, jeder Gedanke, jedes Verlangen in uns wird von unserem Immunsystem überwacht und belauscht. Es herrscht eine ständige Wechselbeziehung zwischen unserem Körper und unserem Geist.

So hat jeder Gedanke, jedes Gefühl, jede Einstellung oder Annahme, die wir über das Altern haben, direkt oder indirekt eine Auswirkung auf den Alterungsprozess.

So wie wir ein Haus modernisieren, das langsam vom Zerfall bedroht ist, müssen wir alles, was marode und baufällig geworden ist, erneuen. Alles, was im Zellgedächtnis als Glaube, Meinung oder Überzeugung festgehalten wird und uns bislang altern ließ, muss ebenfalls entfernt werden, ähnlich dem alten Kram in einem alten Schrank auf dem Speicher. Der innere Hausputz ist erforderlich, nur dann kann das Haus – unser Körper und Geist – mit voller Leistungsfähigkeit funktionieren.

Trennen Sie sich vom alten Glauben, der Sie bisher altern ließ. Wenn Sie weiterhin das glauben, was Sie immer geglaubt haben, erleben Sie nie, was Sie sein können: alterslos, ohne die hässlichen Nebenwirkungen!

Ein neuer Blickwinkel
Bieten Sie Ihrem alten Glauben die Stirn;
gewöhnen Sie sich das Altern ab!

Glaubenssysteme –
schöpferisch, zerstörerisch

Unser Glaube gehört seit unserer Geburt zu unserer psychischen Ausrüstung. Er ist für uns wie ein Realitätskraftwerk, er bestimmt unser Leben und unser Verhalten. Es fängt ganz harmlos an: Erst haben wir eine Meinung von einer Sache, dann kommen noch Emotionen, also Gefühle hinzu – und schon wird das Ganze zu einem Glaubenssatz.

Glaubenssätze sind die »Spielregeln des Lebens«. Manche machen uns das Leben leicht, andere blockieren uns. Diese »persönlichen Spielregeln« sind nichts anderes als abgekürzte Bewertungsprozesse unseres Gehirns. Sie helfen uns, Entscheidungen zu treffen. Und immer nach dem gleichen Prinzip: hin zu Freude und weg vom Schmerz.

Sprechen wir vom Glauben, denken wir sofort an Frömmigkeit oder an die verschiedensten Religionen. Der Glaube, von dem hier die Rede ist, ist nichts anderes als eine innere Haltung, die Sie einer Sache oder einem Inhalt gegenüber einnehmen. An etwas glauben, heißt für uns ja nichts anderes, als etwas für wahr halten. Ein Glaube kann auch eine Leidenschaft oder eine Überzeugung sein. Im schlimmsten Falle artet so ein Glaube in Fanatismus aus.

Unser Glaube bestimmt auf unmittelbare Weise unser Nervensystem. Wenn Sie glauben, dass etwas wahr ist, kommen Sie buchstäblich in den Zustand, in dem Sie es für wahr halten. Wenn Sie z. B. zum dritten Mal in der Woche spät abends auf Ihren Partner warten und Sie glauben, er betrügt Sie, kommen Sie in einen Zustand, als wäre dies tatsächlich so. All Ihre Körperfunktionen verändern sich. Sie bekommen zittrige Knie, vielleicht feuchte Hände, im Magen wird Ihnen ganz flau, Schweiß bricht aus.

Ein weiteres Beispiel für die Macht des Glaubens wird in einer veröffentlichten Studie über Schizophrenie gegeben, in der über eine Frau berichtet wurde, deren Blutzuckerspiegel in der Regel völlig normal war. Doch wenn sie glaubte, Diabetikerin zu sein, entsprachen ihre Blutwerte tatsächlich der einer Diabetikerin. Ihr Glaube war so ihre Wirklichkeit geworden.

Aus meinem eigenen Erleben kann ich Ihnen erzählen, wie unser Glaube körperliche Beschwerden auslösen kann. Seit Jahren litt ich an Rückenschmerzen, die mal schwächer und mal stärker waren. Mit plötzlichen Rückenschmerzen, wie aus heiterem Himmel, hatte eine monatelange Quälerei begonnen. Ich machte eine mehrstündige Bahnfahrt in einem überfüllten Zug, noch dazu in verrenkter Haltung, dafür verantwortlich. Eine Bandscheibenerkrankung in Form einer Vorwölbung wurde diagnostiziert. Ich hatte höllische Ischiasschmerzen in beiden Beinen bis hinunter zu den Fersen. Trotz starker Medikamente und Kortisonspritzen hatte ich nach fünf Monaten immer noch keine wesentliche Verbesserung erreicht. In der darauf folgenden Zeit verlagerten sich meine Rückenschmerzen in den oberen Rückenbereich. Ich schränkte meine Aktivitäten immer mehr ein. Sport wurde ersatzlos gestrichen. Ich musste mir genau überlegen, ob ich diese oder jene Arbeit verrichten sollte, denn danach gab es nur eins: die verkrampften Rückenmuskeln im Liegen zu entspannen. Autofahren wurde zur Qual. Nirgends ging ich ohne mein Lendenkissen hin. Zwei Wärmflaschen, die ich ganz gezielt an meinem Rücken platzierte, immer wenn ich saß oder lag, wurden meine getreuen

Freunde. Ich verbrachte meine Zeit immer öfters im Liegen. Die restliche Zeit machte ich alle möglichen Übungen, um meinen Rücken zu stärken. Mir grauste morgens vor dem Aufstehen und dem vor mir liegenden Tag. Ich entwickelte eine panische Angst davor, durch irgendwelche unkontrollierten Bewegungen meinen Rücken noch mehr zu schädigen. Ich konnte an nichts anderes mehr denken als an meinen Rücken. Ich hatte ständig meine Wirbelsäule vor Augen und meine gequetschte Bandscheibe. Mit jedem Tag wurde ich mehr und mehr zum Invaliden.

Dann machte mich meine Schwester auf ein Buch von Andrew Weil aufmerksam, mit dem Titel »Heilung aus eigener Kraft«. Der Autor berichtet darin von einem Arzt, Dr. Sarno, der die meisten Rückenschmerzen auf psychische Ursachen zurückführt. Er spricht in diesem Zusammenhang von dem Tension-Myositis-Syndrom (TMS), dessen Entstehung Sarno damit erklärt, dass die Psyche in die normale Nervenfunktion und den Blutfluss zu den Muskeln eingreift und so ein Muskelverspannungssyndrom verursacht. Seine Behandlung besteht darin, sein Buch zu lesen, sich einen persönlichen Termin bei ihm geben zu lassen und an seinen abendlichen Vortragsveranstaltungen teilzunehmen. Andrew Weil beschreibt den Fall eines seiner Patienten, der im Laufe seines Lebens immer wieder an starken Rückenschmerzen litt. Auf einem Vortrag der North American Academy of Musculoskeletal Pain beeindruckte Weil vor allem die Diskrepanz zwischen der subjektiven Erfahrung von Rückenschmerzen und den objektiven Maßstäben betreffs der Dysfunktion der Skelettmuskulatur, die sich anhand von Röntgenaufnahmen oder Aufnahmen mit der Magnetresonanztomografie (MTR) nachweisen ließ. Er sah Röntgenaufnahmen von Patienten, die so entsetzlich aussahen, dass man sich nicht vorstellen konnte, wie diese Personen überhaupt stehen oder gehen konnten, die aber dennoch schmerzfrei und in ihrer Beweglichkeit nicht eingeschränkt waren. Umgekehrt waren in anderen Fällen Personen von Schmerzen wie gelähmt, ohne dass an ihrem Rückgrat irgendwelche Anomalien festgestellt werden konnten. Diese Erkenntnis verstärkte in seinen Augen die Theorien von Dr. Sarno. Er empfahl seinem Patienten einen Termin bei Dr. Sarno in New York. Der sich nur noch mühsam aufrecht haltende, schmerzgequälte und von starken Medikamenten benebelte Patient machte sich auf den Weg zu Dr. Sarno, der ihm die Diagnose TMS bestätigte, obwohl die mitgebrachten Röntgenaufnahmen eindeutig eine in viele Fragmente zertrümmerte Zwischenwirbelscheibe zeigten. Zufällig fand am gleichen Tag eine von Dr. Sarno abgehaltene Vortragsveranstaltung statt. Unter anderem berichteten dort ehemals Rückenkranke von ihrer Genesung. Weils Patient hörte sich die Geschichten an und seine Schmerzen ließen nach. Er verbrachte den Abend und die Nacht bei einem Freund, ohne dass die Schmerzen in dieser Zeit noch einmal auftraten. Es dauerte insgesamt sechs Wochen, bis er bereit war, die von Dr. Sarno gestellte Diagnose, dass die Psyche für seine Rückenschmerzen verantwortlich war, zu akzeptieren. Bis dahin wollte er nichts davon hören, dass seine Beschwerden vielleicht psychosomatischer Natur seien. Danach waren seine Rückenschmerzen für immer verschwunden.

Ich habe mir umgehend das Buch von Dr. Sarno »Von Rückenschmerzen befreit« besorgt. Ich saß aufrecht auf meinem Lendenkissen. Bloß keine Fehlhaltung einnehmen! Gestützt von meinen zwei heißen Wärmflaschen, wohl positioniert an den neuralgischen Stellen, begann ich zu lesen. Dr. Sarno beschreibt die Persönlichkeit, die für die Diagnose TMS anfällig ist. In jeder Zeile dieses Buches erkannte ich mich wieder. Er beschreibt, warum häufig Spannungen und unterdrückte Gefühle wie Ärger, Wut und Angst chronische Rückenschmerzen verursachen. Dr. Sarno schildert, wie die Menschen sich selbst ohne Übungen und Physiotherapie von Rückenschmerzen geheilt haben, nachdem ihnen der genauere Zusammenhang der Wechselwirkung zwischen Psyche und Körper bewusst geworden ist.

Trotz meiner psychotherapeutischen Ausbildung und trotz der Frage an mich, die ich mir durchaus stellte: »Warum habe ich diese Rückenprobleme und warum gerade zu diesem Zeitpunkt?«, kam ich nicht weiter. Außerdem hatte ich ja die Diagnose eines Orthopäden und die Bilder der Computertomografie vor meinen Augen, die ich sofort akzeptierte. Rückblickend konnte ich nachvollziehen, welche jeweils belastenden Situationen – sei es familiär oder beruflich – Emotionen ausgelöst hatten, die ich unbewusst unterdrückte und die somit die Schmerzattacken ausgelöst hatten.

Dazu Dr. Sarno: »*Durch die Symptome, Ängste und Veränderungen im Lebensstil und den täglichen Aktivitäten werden wir gezwungen, die Aufmerksamkeit ganz auf unseren Körper zu lenken. Das ist genau der Zweck des Syndroms: eine Ablenkung zu erzeugen, sodass unerwünschte Emotionen vermieden werden können.*«

Das ist die Aufgabe von TMS, den Geist davon abzuhalten, sich um emotionale Dinge zu kümmern. An anderer Stelle meint er: »*Obwohl TMS durch emotionale Phänomene entsteht, handelt es sich um körperliche Beschwerden ... Es ist besonders wichtig, dass die Diagnose von einem Arzt gestellt wird, um den abwertenden Schluss zu vermeiden, dass die Schmerzen nur im Kopf sind.«*

Dr. Sarno beschreibt in einleuchtender Weise, dass sich die Wirbelsäule schon ab dem 20. Lebensjahr verändert und dass diese Veränderungen nicht für die Schmerzen, die entstehen, verantwortlich gemacht werden können. *»Meine Erfahrung zeigt, dass strukturelle Anomalien selten Rückenschmerzen auslösen. Das sollte uns nicht überraschen, denn die Rücken-schmerzepidemie ist ganz neu. Irgendwie hat es die menschli-che Rasse geschafft, die ersten Millionen Jahre der Evolution ohne Probleme zu überstehen. Schenkt man dagegen struktu-rellen Diagnosen Glauben, ist im letzten Augenzwinkern der Evolution etwas mit der Wirbelsäule geschehen: Sie beginnt auseinander zu fallen«,* so Dr. Sarno.

Ich habe noch an diesem Nachmittag, während des Weiter-lesens in diesem Buch, meine Wärmflaschen und mein Lenden-kissen in die Ecke gefeuert. Einige Wochen später habe ich wieder angefangen zu joggen und mein Muskeltraining aufzu-nehmen.

Sie sehen, wie ein einschränkender Glaube eine starke zerstö-rerische Kraft entfalten kann. Denn nichts hat mehr Macht über unseren Körper als das, woran der Verstand glaubt. Ich war felsenfest davon überzeugt, dass meine Rückenschmerzen durch falsche Bewegungen ausgelöst wurden, verstärkt durch eine schlechte Körperhaltung, und nicht durch unterdrückte Emotionen bzw. durch meine Psyche.

Wenn Sie mit Ihrem Glauben richtig umgehen, kann er zu einer unendlichen Kraft in Ihrem Leben werden.

So wie ich darauf konditioniert war, Schmerzen zu erwarten, wenn ich mich falsch bücke, krumm sitze oder hektisch bewege – so sind wir auf das Altern konditioniert. Viele von uns erwarten regelrecht mit zunehmendem Alter, dass ihr Körper verfällt. Ohne sich dessen bewusst zu sein, hat sich bei ihnen eine selbstzerstörerische Absicht eingestellt.

Hören Sie einmal in den nächsten Tagen bewusst Ihren Mitmenschen zu und Sie werden merken, wie viele Glaubensmuster auf ihre Verwirklichung warten. Man könte auch von selbsterfüllenden Prophezeiungen sprechen. Sie werden zum Beispiel folgenden Aussagen begegnen:

• »Ich bin zu alt, um noch mit einem Computer zu arbeiten, zu heiraten ...«,

• »Ich fahre in Urlaub, solange ich noch gesund bin«,

• »In meinem Alter muss man vorsichtig sein, der Gesundheitszustand kann sich jeden Tag ändern«,

• »Ich bin dankbar für jeden Tag, an dem ich noch gesund bin«,

• »Wer soll mich denn im Alter pflegen, wenn mein einziges Kind jetzt in eine andere Stadt zieht?«,

• »Wenn wir alt werden, ist das Leben vorbei, dann kommen die Krankheiten ...«,

• »In meinem Alter lohnt es sich nicht mehr, noch etwas Neues anzufangen.«

Ein sicheres Anzeichen von Altersprogrammierung finden Sie in dem Gebrauch des Wortes »noch«. »Oh, du gehst noch Skifahren?« Die nächste Steigerung lautet »immer noch«. »Was, du fährst immer noch mit dem Motorrad?«

Eine meiner Freundinnen – eine sehr schöne, schlanke Frau, die sich bewusst ernährt und ihren Körper täglich trainiert – glaubt zum Beispiel, dass sie ihre schlanke Figur verlieren wird, wenn sie älter wird. Sie bemerkt häufig: »Jetzt bin ich noch schlank.« Sie meint, dass sie zunehmen wird, wenn die Wechseljahre kommen. Wenn sie das glaubt, wird es auch für sie zur Wirklichkeit werden.

Es ist schon fast ein Naturgesetz, dass wir irgendwann alles glauben, wenn wir es nur oft genug sagen oder uns fest »einbilden« – ob es nun wahr ist oder nicht. Wenn wir immer wieder die gleiche Lüge erzählen, halten wir sie schließlich selbst für wahr. Wenn wir unbeirrbar an dem geistigen Inhalt festhalten, dass wir keinen Einfluss auf unseren Alterungsprozess haben, zieht er ganze Horden gleicher Gedankenmuster an und gewinnt immer mehr Macht über uns – bis diese Bilder unser Denken und Fühlen und letztendlich auch unseren Körper völlig beherrschen.

Meine Freundin denkt – wie viele andere auch – beim Thema Verjüngung nur an die funktionelle, also die körperliche Seite, der sie mittels Sport und gesunder Ernährung Genüge tun kann. Sie vergisst dabei ganz, dass unser Glaube und die inneren Bilder, die wir mit uns herum tragen, wie ein Aktivator auf unsere Organe bzw. auf unsere Körperchemie wirken. Sie wird tatsächlich zunehmen, irgendwann mit dem Sport aufhören, denn das »tut man im Alter nicht mehr, man verhält sich altersgerecht«. Wie Sie sehen, sind Körper und Geist nicht voneinander zu trennen, sodass wir den einen nicht ohne den anderen verjüngen können.

Die nachfolgenden Geschichten zeigen, dass die Überzeugung eines Menschen einen beträchtlichen Einfluss auf seinen Körper ausüben und sein ganzes Verhalten beeinflussen kann.

Wir alle glauben, dass wir sterben, wenn wir keine Nahrung zu uns nehmen. Dieser Glaube ist unumstößlich, da wir ja täglich miterleben, dass Menschen auf dieser Welt verhungern. Und doch gab und gibt es Menschen, die glauben und bewiesen haben, dass man auch ohne Nahrung leben kann.

Die Ärztin Dr. Barbara Moore aus London ist ein Beispiel für eine solche Lebensweise. In einem Zeitungsartikel wurde sie wie folgt zitiert: *»Da ich keine Giftstoffe über die Nahrung zu mir nehme, werde ich nie krank. Ich musste ganz langsam von Vegetarismus zum Frutanismus übergehen, zuerst mit roher Nahrung und später mit Säften.«* Sie meinte, sie könne heute nicht mehr essen, auch wenn sie es wolle, da sich ihr gesamter Verdauungstrakt verändert habe. Ihr Darm wäre nicht mehr in der Lage, auch nur die geringste Faser zu verarbeiten. Der Artikel schließt mit den Worten: *»Anstatt mir vorzustellen, mein Leben könnte in zehn Jahren zu Ende gehen, werde ich immer jünger. Die Tragödie ist, dass Essen eins der größten Vergnügen unseres Lebens ist. Mit dem Essen aufzuhören ist nur ein unangenehmes Experiment, solange sich der Körper an die neue Diät anpassen muss.«*

Ein weiteres Beispiel ist eine Frau, die unter dem Namen »Jasmuheen« mit ihrem Buch »Lichtnahrung« bekannt wurde. Sie lebt in Australien und isst seit 1993 nichts mehr, gelegentlich trinkt sie noch Tee. Sie lebt nicht zurückgezogen, wie man vielleicht annehmen könnte, nein, sie nimmt regen Anteil am Leben. Ihrer Aussage nach braucht sie keine Nahrung mehr zu sich zu nehmen, weil sie ihre Glaubenssysteme diesbezüglich verändert hat. Die wichtigsten Aussagen ihres Buches lauten:

• Sich vom Glauben befreien, dass wir Nahrung zu uns nehmen müssen. Wir verhungern, weil wir glauben, ohne Nahrung nicht leben zu können.

• Sich vom Glauben befreien, dass wir altern müssen. Wir altern, weil wir es erwarten.

• Sich vom Glauben befreien, dass wir sterben müssen. Wir sterben, weil wir glauben, dass wir sterben müssen.

Wir Deutschen kennen vielleicht eher den Fall von Therese Neumann aus Konnersreuth im Bayerischen Wald. Sie wurde 1898 geboren. Im Alter von zwanzig Jahren erlitt sie einen schweren Unfall, infolgedessen sie erblindete und gelähmt war. Im Jahre 1923 erfuhr sie – durch ihre inbrünstigen Gebete an die heilige Therese – eine wundersame Heilung. Seit jener Zeit hat Therese Neumann weder Nahrung noch Getränke zu sich genommen, bis auf eine kleine geweihte Oblate am Tag. Therese Neumann starb im Jahre 1962 und gab ihren Körper nach ihrem Tode zur Obduktion frei. Man stellte fest, dass ihr Verdauungstrakt nur noch ein ausgetrockneter Schlauch war.

Alle drei Fälle basieren auf der Macht des Glaubens. Auch hier wird deutlich, wie sehr unser Glaube auf unsere Körperchemie Einfluss nimmt.

Ich erzähle Ihnen diese Fälle nicht, um Sie zur Nachahmung anzuregen. Ich persönlich halte nichts davon, einen Glauben zu entwickeln, um auf das Essen zu verzichten. Dazu ist mir das Essen als gesellschaftliches Ritual viel zu wichtig. Obwohl diese Fälle bei meinen Zuhörern oder Seminarteilnehmern immer tiefe Emotionen auslösen, ja sogar Aggressivität wecken und zu stundenlangen Diskussionen führen, erzähle ich sie sehr gerne, weil sie mehr bewirken, als wenn ich eine Geschichte aus dem Bereich des Voodoo-Zaubers als Beispiel für die Macht des Glaubens bringe.

Also beruhigen Sie sich und atmen Sie tief durch, wenn es Ihnen ähnlich geht. Niemand will Ihnen das Essen wegnehmen. Selbst wenn Ihnen die Aussage von Jasmuheen, dass wir nur sterben, weil wir daran glauben, absurd vorkommt, denken Sie daran, dass es auf dieser Welt unendlich viele Menschen mit den unterschiedlichsten Glaubenssätzen gibt. So gibt es auch Menschen, die an der Unsterblichkeitstheorie festhalten. Üben Sie Toleranz. Nehmen Sie einfach hin, dass so etwas möglich sein könnte. Sie müssen es ja nicht glauben.

Nein, es geht mir nur darum, Ihnen aufzuzeigen, zu was der Mensch fähig ist, wenn er seinen Glauben ändert und dass unsere tiefsten Überzeugungen körperliche Veränderungen bewirken.

In unserer materialistisch und linkshirnig, d.h. logisch ausgerichteten Welt neigen wir dazu, alles als unwahr, Unsinn oder im günstigsten Fall als Wunder zu bezeichnen, was wir selbst nicht wahrnehmen oder beliebig nachmachen können. Alles muss wissenschaftlich bewiesen sein.

Selbst wenn wir diese Geschichten als Humbug, Unsinn oder Wunder abtun, so kann sich niemand von uns der Tatsache verschließen, dass unser Glaube ein mächtiger Faktor ist, der zu Veränderungen in der Körperchemie führt. Viele Beispiele sehen wir in der Medizin in Zusammenhang mit Scheinmedikamenten.

Die meisten von uns kennen den Placebo-Effekt. Menschen, denen man sagt, dass ein Medikament eine bestimmte Wirkung haben werde, erleben diesen Effekt tatsächlich, auch wenn das Medikament keinen Wirkstoff enthält. Oft genug lassen daraufhin Schmerzen, Übelkeit, Beklemmungen nach – ja, es kommt sogar zur Rückbildung von Tumorzellen. Nicht nur die innere Einstellung des Patienten hat sich geändert, auch die körpereigene Biochemie hat eine Wandlung erfahren. Die Wirkung von Scheinmedikamenten ist ein klarer Beweis dafür, dass der Körper seine eigene biochemische Reaktion erzeugt, sobald der Verstand die entsprechende Anweisung dazu gibt.

Wenn also unser Körper zu solchen Reaktionen fähig ist, warum sollten wir dieses Wissen nicht auch für unseren Alterungsprozess einsetzen.

Mit meiner Methode, der *MB-Methode*, lernen wir zum Beispiel, unsere innere Einstellung zu ändern. Unseren Geist auf »Jung« anstatt auf Krankheit, Verfall und Altern zu programmieren. Dann wird unser Körper, der ganzheitlich funktioniert, diese Absicht tatsächlich ausführen. Ähnlich dem Placebo-Effekt.

Die genannten Beispiele haben Ihnen gezeigt, dass sich unser Glaube, unser Denken und Fühlen auf jede unserer Zellen im Körper auswirkt und dass wir uns mit Hilfe unseres Glaubens sowohl erschaffen als auch zerstören können.

> **Ein neuer Blickwinkel**
> Es geht nicht darum, dass Sie glauben zu altern.
> Es geht darum, dass Sie altern, weil Sie es glauben.

Begrenzungen überschreiten

Wir alle glauben ja gerne, dass unsere Welt etwas Festes, Beständiges und wenig Wandelbares ist. Mit einer Zeit, die man messen kann. Gott sei Dank, sonst würden wir in der Hektik des Alltags untergehen und vieles könnte nicht so funktionieren, wie wir es gerne haben. Wir erleben uns und unseren Alltag als ein mechanisches System. Das gibt vielen von uns ein beruhigendes Gefühl.

Viele von uns glauben, es gibt eine objektive Welt, die für alle Menschen gleich ist. Wir glauben, es gibt nur diese *eine* Welt. Das ist falsch. Es gibt keine objektive Welt. Die Quantenphysik besagt, dass die Welt das ist, was der jeweilige Betrachter in ihr sieht. Nimmt man den Betrachter weg, gibt es keinen Beweis für ihre Realität. Die Welt ist das, was jeder Einzelne von ihr wahrnimmt und von ihr denkt.

Diese Erkenntnis ist doch unglaublich! Das heißt, ich muss mein begrenztes Denken – eben dass es diese Welt gibt – aufgeben. Es gibt also keine Welt, die unabhängig vom Beobachter existiert und irgendwie heißt das für mich auch, dass ich sie mir selbst schaffe, so wie ich sie wahrnehme!

Chopra erklärt mit einfachen Worten, wie die alte Raum-Zeit-Theorie, die – vereinfacht ausgedrückt – besagte, dass das

45

Universum aus festen Objekten besteht, durch das Denkmodell ersetzt wurde, dass es keinen Anfang, kein Ende und keine Grenzen gibt. Aus den vermeintlich festen Teilchen im Universum wurde ein Bündel von Energie, das in einer unendlichen Leere pulsiert. Die Quantenphysik besagt, dass das Universum aus einem Feld ständiger Energie und Information besteht, das sich unaufhörlich verändert und jede Sekunde erneuert. Das Universum ist voll pulsierender Intelligenz. Auf seiner höchsten Ebene reines Bewusstsein. In dieser Unendlichkeit gibt es keine Stelle, an der man diese Intelligenz oder dieses Bewusstsein festmachen könnte. Sie sind überall und allgegenwärtig.

Das Wesen des Universums entspricht in seinem tiefsten Inneren genau dem Wesen des menschlichen Körpers. Wie bereits beschrieben, erneuert sich unser Körper ständig und ist einem ständigen Wandel unterworfen. In jeder Sekunde sterben Zellen ab und neue entstehen, um uns am Leben zu erhalten. Entsprechend der Intelligenz des Universums verfügt auch unser Körper über eine innere Intelligenz. Eine Intelligenz, die unser Wohlbefinden zum Ziel hat und die prinzipiell in der Lage ist, uns Krankheiten auch ohne medizinischen Hightech-Aufwand vom Leib zu halten, auf den wir uns heute so gerne verlassen. Diese innere Intelligenz regelt die Abläufe im Körper, sie erhält unser Leben, indem ständig Energie und Informationen ausgetauscht werden.

Genauso wenig wie sich das Bewusstsein im Universum festmachen lässt, ist es je einem Wissenschaftler gelungen, das Bewusstsein in unserem Gehirn zu lokalisieren. Unser Bewusstsein ist nicht nur im Gehirn angesiedelt, sondern in allen Zellen vorhanden, die im ganzen Körper verteilt sind. Letztendlich hat dieselbe Intelligenz, die das Universum geschaffen hat, auch uns erschaffen. Aus dieser Sicht gesehen ist es fast unverständlich, dass wir überhaupt an Zerfall und Tod glauben.

Andererseits: Wenn wir die Natur betrachten, sehen wir, dass alles, was entsteht, sich im Laufe der Zeit verändert, verfällt und stirbt. Warum also nicht auch der Mensch? Diese für uns so grundlegende Tatsache haben wir nie in Frage gestellt.

Betrachten wir hingegen – aus quantentechnischer Sicht – das sich stets wandelnde und erneuernde Universum und übertragen das auf unseren Körper, der ja ähnlich funktioniert, dann müssen wir uns doch fragen: Warum sollte der Mensch überhaupt altern? Altern wir, weil wir es nie in Frage gestellt haben und weil wir unser Bewusstsein zu sehr auf das Altern fixiert haben?
Dr. Chopra formuliert es so: »*Eine Zelle altert nur dann, wenn das Bewusstsein vergessen hat, wie man jung bleibt.*«

In Übereinstimmung mit unserem Denken und unseren Vorstellungen und Erfahrungen wandelt sich unser Körper. Kein Gedanke, kein Gefühl, was nicht eine Wirkung auf unseren Körper bzw. auf unsere Körperchemie hätte. Wir nehmen Dinge von außen nicht nur einfach so auf, sondern diese Eindrücke verändern uns auch körperlich. Jedes Gefühl wird in unserem Körper in eine biochemische Reaktion umgewandelt. Denken Sie an das Beispiel mit der Angst: Dieses Gefühl wandelt sich im Körper in das Hormon Adrenalin um – vielen von uns ist diese Tatsache nicht bewusst.

Der bereits zitierte Dr. Chopra beschreibt das in seinem Buch sehr zutreffend: *»Bei jemandem, der traurig ist, weil er seine Arbeit verloren hat, spiegelt sich seine Traurigkeit in seinem ganzen Körper wider. Der Hormonspiegel sinkt, der Schlafrhythmus ist gestört und sogar seine Tränenflüssigkeit hat eine andere chemische Zusammensetzung als die von Freudentränen.«*

Sie sehen an diesem Beispiel, welch einen ungeheuren Einfluss eine veränderte Gefühlslage auf unsere Körperchemie hat. Weiter meint Chopra: *»Sobald der Betreffende wieder einen Job findet, ändert sich sein biochemisches Profil wieder auf dramatische Weise. Überall in seinem Körper drückt sich nun die plötzliche Wende zum Besseren aus.«*

Weiter sagt er: *»Dieser Punkt zeigt noch einmal, wie wichtig es ist, dass wir unser Bewusstsein einsetzen, um uns den Körper zu schaffen, den wir uns wirklich wünschen.«*

Fazit: Es gibt keine chemischen Prozesse, die nicht von unserem Bewusstsein beeinflusst werden. Wenn wir unser Bewusstsein einsetzen, sind wir dem Verfall unseres Körpers nicht hilflos ausgeliefert.

Setzen Sie sich also nicht durch die Vorstellung Grenzen, Ihr Körper altere unaufhaltsam, sondern machen Sie sich zunächst bewusst, dass sich Ihr Körper in jeder Sekunde erneuert, um Sie am Leben zu erhalten. Der Mensch mit seinen unglaublichen Fähigkeiten macht sich unbewusst zu einem völlig machtlosen Wesen, wenn er die Welt, so wie er sie wahrnimmt, für etwas Unabänderliches hält. Unsere Wahrnehmung und unser Glaube sind Realitätskraftwerke, die unser ganzes Leben bestimmen. Es ist manchmal sehr wichtig, uns diese Begrenzungen vor Augen zu halten, sie zu sprengen und uns für neue Sichtweisen zu öffnen.

> **Ein neuer Blickwinkel**
> »Glaube an Grenzen – und sie gehören dir.« So steht es
> in dem Buch »Die Möwe Jonathan«. Ich fordere Sie auf:
> Glauben Sie nicht an Grenzen! Leben Sie grenzenlos!

Überzeugt sein

In vielen Therapien hat man sich das Wissen von der Auswirkung des Glaubens auf den Körper für Heilungszwecke zu Nutze gemacht. Oft wurde eindrucksvoll belegt, dass es keine noch
so heilende Kraft gibt, die so wirkungsvoll und leicht verfügbar
ist wie die Kraft des einzelnen Menschen, der an sich glaubt
und von seiner Heilung überzeugt ist.

Um zu verstehen, warum der Mensch seine Heilung selbst
beeinflussen kann, muss man seine Überzeugungen, seine Erwartungen und Annahmen und das Bild, das er von sich selbst
hat, verstehen.

Der Schöpfer unserer Welt sind wir. Seit Einstein wissen wir,
dass der Betrachter sich seine Realität selbst schafft. Es könnte also sein, dass wir uns selbst die Realität – nämlich zu altern
– geschaffen haben. Also, wenn wir Schöpfer sind, können wir
uns doch genauso gut eine neue Realität schaffen. Gehen wir
mal davon aus, dass wir das Altern erlernt haben, dass wir darauf konditioniert sind. Aber alles, was wir erlernt haben, können wir auch wieder ablegen. Am meisten helfen uns dabei
neue Überzeugungen. Unser Bewusstsein wird am tiefsten geprägt durch unsere Überzeugungen.

Fassen wir das Vorhergesagte einschließlich des Denkmodells von Chopra zusammen, sind wir von folgenden Denkmustern geprägt, die durch neue ersetzt werden sollten:

- *Altes Denkmuster:*
  Wir haben keinen Einfluss auf unser Altern! Das Altern ist genetisch bedingt und niemand kann sich dem entziehen.
  Unser neues Denkmuster:
  Durch eine bewusste Geisteshaltung und Lebensführung können wir unseren Alterungsprozess um bis zu 30 Jahre verzögern.

- *Altes Denkmuster:*
  Alter und Leiden gehören zusammen.
  Unser neues Denkmuster:
  Das Altern selbst bringt keine Schmerzen mit sich. Es ist unser ungesunder Lebensstil mit zu viel Nahrung, zu wenig Bewegung und schlechter Psychohygiene, d.h. zu wenig auf die eigenen Bedürfnisse achten. Viele Krankheiten können wir vermeiden.

- *Altes Denkmuster:*
  Wir werden alt und krank und sterben schließlich.
  Unser neues Denkmuster:
  In fast allen Fällen führt eine Erkrankung wie Herzinfarkt, Schlaganfall oder Krebs zum Tode und nicht das Altern an sich.
  Wir haben unsere Lebenserwartung selbst in der Hand.

- *Altes Denkmuster:*
  Unser Körper ist unaufhaltsam dem Verfall ausgesetzt.

Unser neues Denkmuster:
Unser Körper erneuert sich in jeder Sekunde. Alle 12 Monate haben wir einen neuen Körper. Unser Körper kennt keinen Kalender. Wir haben ihn »im Kopf« und programmieren uns Richtung Alter.

- *Altes Denkmuster:*
  Geist und Körper sind zwei getrennte, voneinander unabhängige Systeme.
  Unser neues Denkmuster:
  Jeder Gedanke, jede seelische Veränderung wird über winzig kleine Moleküle an die Organe weitergegeben – und sie reagieren sofort. Es besteht eine ununterbrochene Kommunikation zwischen unseren Organen und unserem Gehirn. Ich kann die Kommunikation durch mein Denken und Fühlen positiv beeinflussen.

Jeder von uns hat schon mal seine Glaubenssätze geändert und ist zu neuen Überzeugungen gekommen. Ein simples Beispiel: Wie oft entscheiden wir uns für diesen oder jenen Kauf, seien es Kleidungsstücke oder sonstige Gegenstände, die wir dann kurze Zeit später wieder aussortieren, obwohl wir überzeugt waren, genau das Richtige für uns erstanden zu haben. Wir gehen Beziehungen ein, sei es beruflich oder privat, sind von den jeweiligen Personen oder Aufgaben begeistert und wenden uns später wieder Neuem zu, weil wir unsere Meinung wieder geändert haben.

Dazu fällt mir ein Satz von Marlo Morgan, Autorin des Buches »Traumfänger« ein, die sagte: »*Wenn man von den Dingen, die man mit sieben Jahren geglaubt hat, mit 37 Jahren immer noch überzeugt ist, hat man in seinem Leben wenig dazugelernt. Es ist notwendig, sich hin und wieder von alten Überzeugungen, Gewohnheiten, Meinungen und sogar von Weggefährten zu trennen.«*

Ich war früher total gegen Aktien, weil ich der Überzeugung war, dass ich diese »Sieben-Siegel-Aktiensprache« nie verstehen werde und dass ich das Geld gleich zum Fenster hinauswerfen kann, weil man sowieso nur verliert. Heute macht es mir unendlich viel Spaß, mich mit dem Thema Börse zu beschäftigen und ich bin davon überzeugt, dass Aktien ein guter und sicherer Weg zum Reichtum sind.

Apropos Aktien, Bodo Schäfer, Europas Money Coach, sagte einmal etwas sehr Treffendes in einem Seminar über das Thema »Überzeugungen«. Er meinte sinngemäß, dass es keine richtigen oder falschen Überzeugungen gebe. Wichtig sei lediglich, ob Sie – falls Sie neuen Überzeugungen annehmen möchten – Nachteile oder Vorteile dadurch haben. Stellen Sie sich einmal die Frage: Würden diese neuen Überzeugungen Sie in Ihrem Ziel – in diesem Fall lautet es, sich das Altern abzugewöhnen – unterstützen, oder würden sie Ihnen schaden? Wäre dieser neue Glaube für Sie so abwegig? Stellen Sie sich vor, was passieren wird, wenn Sie diesen neuen Glauben nicht annehmen. Wird sich Ihr Leben verbessern oder verschlechtern?

Wenn Sie zu dem Entschluss gekommen sind, dass diese neuen Überzeugungen Ihnen nicht schaden, dann sollten Sie sich die vorher genannten Überzeugungen öfters einmal vorsprechen, denn sie erzeugen in Ihnen neue biologische Informationen. Sie wissen ja bereits, dass jeder Gedanke von uns eine biologische Reaktion hervorruft. Wiederholen wir diese Glaubenssätze öfters, haben sie die Tendenz, sich zu verwirklichen, und diese Verwirklichungen wiederum bestärken unseren Glauben so sehr, dass wir irgendwann davon überzeugt sind, dass unsere neuen Glaubenssysteme wie Naturgesetze sind. Obwohl diese neuen Glaubenssysteme ja auch nur Annahmen sind, geben sie uns das Gefühl, Macht über uns selbst zu haben.

Diese neue Überzeugung wird in Ihre Zellen als neues Programm aufgenommen. Damit geben Sie Ihr »altes Selbst« auf und werden zu einem Menschen, der sich als alterslos erlebt.

Unser Glaube und unser Bewusstsein ist so unglaublich wirkungsvoll – wir sollten uns diese Kraft zu Nutze machen. Fallen wir jedoch in die alten Glaubensmuster zurück, werden wir diese Kraft verlieren. Wir können unser Bewusstsein jedoch wie einen Muskel trainieren.

Ein neuer Blickwinkel
Nähren Sie den Gedanken in sich, dass Altern angelernt sein könnte. Hegen Sie ihn, pflegen Sie ihn, halten Sie ihn am Leben. Auch wenn es sich unmöglich anhört, muss es nicht unmöglich sein.

KAPITEL 2
Die Macht der inneren Bilder

Das innere Kino

Zweiundzwanzig Frauen sind unglücklich über ihren kleinen Busen und wünschen sich nichts mehr, als diesen Zustand zu ändern. Sie treffen sich in einem Zeitraum von drei Monaten insgesamt neun mal – alle mit demselben Wunsch nach mehr Oberweite. Nach drei Monaten hatten viele von ihnen das bekommen, was sie sich sehnlichst gewünscht hatten – einen größeren Busen.

Die Forschungsarbeit von Dr. Richard Willard vom Institut für Verhaltens- und Geisteswissenschaften in Indiana ist ein spektakuläres Beispiel dafür, was wir mit der Kraft der inneren Bilder – ebenso wie mit der Kraft des Glaubens – in und an uns verändern können.

Wie kann das möglich sein, ohne Skalpell und ohne Silikon? Wie hat dieser Arzt das möglich gemacht?

Dr. Willard lehrte die Frauen eine Technik der Autosuggestion und des visuellen Bildererlebens. Die Frauen wurden in der Sitzung aufgefordert, sich vorzustellen, dass sie ihre Brüste in Wärme badeten, die entweder von einer Glühbirne oder von aufgelegten feuchten, warmen Tüchern ausging. Sobald sie spürten, wie die Wärme ihre Haut durchströmte, wurden sie darin bestärkt, auch die erhöhte Durchblutung ihrer Brüste zu empfinden. Sie wurden angehalten, diese Übungen täglich zu Hause durchzuführen.

Zu Beginn und am Ende des Versuchs wurden die Brüste von einem unabhängigen Arzt gemessen und die Werte miteinander verglichen. Die Ergebnisse waren verblüffend. Nahezu die Hälfte der Frauen berichteten, sie hätten sich einen größeren Büstenhalter kaufen müssen und ihr Brustumfang legte im Schnitt um $3^1/_2$ cm zu.

Genauso wie der Glaube im Körper zu Veränderungen führt, so führen auch innere Bilder zur Veränderung der Körperchemie.

Jeder von uns hat die Fähigkeit, die tiefsten Schichten seiner Psyche gezielt für sich arbeiten zu lassen. Die Wirkungen, die wir damit erzielen, sind mehr als erstaunlich. Um diese Wirkungen hervorzurufen, sollten wir uns die Autosuggestion und die Vorstellungskraft zu Nutze machen. Autosuggestion ist nichts anderes als Selbstbeeinflussung. Bitte verstehen Sie unter Autosuggestion nicht das emotionslose Herunterleiern irgendwelcher einstudierter Sätze.
Stellen Sie sich vor, dass das Gehirn in zwei unterschiedliche Bereiche aufgeteilt ist. In dem einen Teil wird das bewusste Denken gesteuert und in dem anderen Teil werden unbewusste Reaktionen geregelt. Die Autosuggestion dient als Mittler zwischen diesen beiden Teilen.

Die Fähigkeit, uns bestimmte Bilder im Geiste vorzustellen, auch Visualisieren genannt, ist eine weitere große Hilfe der Selbstbeeinflussung. Jedem von uns ist es möglich, innere Bilder vor seinem geistigen Auge ablaufen zu lassen. Auch wenn es immer wieder Menschen gibt, die behaupten, dass sie keine Bilder sehen, so muss man sie nur auffordern, irgendeinen ihnen bekannten Raum zu beschreiben. Und schon klappt es. Jeder kann »bildern«. Die Fähigkeit, in Bildern zu denken, gibt uns Menschen die Chance zur Höchstleistung in allen Lebensbereichen. Diese Tatsache haben sich die Sportpsychologen zu Nutze gemacht und ihre Schützlinge zum Trockentraining in ihr »Hirn-Trainingslager« geschickt. Dort werden die Bewegungsabläufe der Athleten für ihre spezielle Sportart zigmal im Geist perfekt durchgeführt und genau so abgespeichert und verinnerlicht.

Roger Bennister war der erste Athlet, der eine Meile in vier Minuten lief. Er lief ein Jahr lang jeden Abend diese Zeit im »Kopf«, bis es ihm tatsächlich gelang, diese Schallmauer auch in Wirklichkeit zu durchbrechen.

Psychologen wissen heute, dass eine Stunde Trockenübung im Kopf den gleichen Trainingseffekt haben kann wie 20 Stunden konventionelles Training.

Erst durch ihre hervorragende Fähigkeit, neueste Techniken, Erfindungen und Erkenntnisse erst einmal vor ihrem inneren Auge zu entwerfen, ist es vielen Wissenschaftlern und Erfindern gelungen, ihre »Vorstellungen« in die Tat umzusetzen. Diesem schöpferischen Handwerkszeug hat die Menschheit viel zu verdanken.
Jedes Gemälde, das entsteht, wird zuerst von dem inneren Auge eines Malers erblickt, bevor es auf seiner Leinwand Gestalt annimmt. Ein Modeschöpfer muss ein Kleid erst im Geiste sehen, bevor er es zu Papier bringt und sein Schnittmuster entwerfen kann. Ebenso muss jeder Architekt das Gebäude, das er

erschaffen will, erst einmal vor seinem inneren Auge sehen – lange bevor er die Pläne zeichnet.

Nicht nur Kreative nutzen diese Fähigkeiten, auch Neurowissenschaftler, Ärzte und Naturheilkundler haben sich die Technik des Visualisierens für die Heilung ihrer Patienten zu Nutze gemacht. Während meiner psychotherapeutischen Praxisarbeit habe ich jahrelang mit dieser Technik gearbeitet und gute Erfolge erzielt.

Wie oft gehen wir mit unseren inneren Bildern regelrecht fahrlässig um. Anstatt uns bewusste, lebensbejahende Bilder vor Augen zu halten, die uns unterstützen, charismatisch und dynamisch zu sein, kreisen die reinsten Horrorgedanken in Form von düsteren Erwartungen bezüglich unseres eigenen Schicksals in unserem Innersten. Kaum vergessen wir mal einen Namen oder eine Telefonnummer, schon sehen wir uns in totaler Verblödung wirr in der Gegend herumirren bis zum bitteren Ende in einer Pflegeanstalt. Die Schreckensbilder, die wir über das Altern mit uns herumtragen, führen zu einer einzigen selbsterfüllenden Prophezeiung.

Was wir uns im Geiste vorstellen, hat eine direkte Wirkung auf unseren Körper. Diese Wechselwirkung ist intensiver, als wir glauben, und wir messen ihr zu wenig Bedeutung zu. Ob wir uns einen Psychothriller à la Stephen King ansehen oder ob wir uns entspannt mit geschlossenen Augen angenehmen Vorstellungen hingeben – immer reagieren wir auch gleichzeitig körperlich. Die Vorstellung zum Beispiel, auf der Insel Kreta an einem traumhaft schönen Ort zu sein, einen herrlichen Wein zu genießen, die laue Luft zu spüren, das Zirpen der Grillen zu hören, sich dort glücklich und frei zu fühlen, wird unseren Herzschlag senken und im Gegensatz zur Horrorvision viele andere physiologische Vorgänge im Körper normalisieren.

Wenn wir die Augen schließen und uns vorstellen, in eine Zitrone zu beißen, so wird bei vielen von uns »das Wasser im Munde« zusammenlaufen. Sehen wir in unserer Vorstellung Bilder von Unfällen, Katastrophen oder Gewalttaten, wird sich wahrscheinlich unser Herzschlag beschleunigen, vielleicht bricht uns kalter Schweiß aus, die Pupillenweite ändert sich und es werden andere charakteristische körperliche Veränderungen auftreten. All diese geistigen und bildlichen Vorstellungen bewirken eine körperliche Veränderung.

Umgekehrt gilt das Gleiche: auch körperliche Veränderungen haben Einfluss auf unser seelisches Befinden. Wenn wir zum Beispiel nicht damit fertig werden, dass die Haare auf dem Kopf immer weniger, dafür die Furchen im Gesicht immer tiefer werden und über diese Tatsache den Kopf und auch die Schultern hängen lassen, die Mundwinkel nach unten ziehen, machen sich nach und nach Gefühle wie Antriebslosigkeit und Trauer in uns breit. Wir werden depressiv! Verändern wir unsere Körperhaltung, halten den Kopf ein wenig höher als sonst, drücken die Schultern zurück und straffen den ganzen Körper, so wird uns dies wiederum deutlich in unserer Stimmung verändern. Wir spüren Gefühle von Freude und Lebenskraft, Elan und Zuversicht.

Geistige Bilder lösen stärkere Gefühle in uns aus, als Worte das können. Wenn Ihnen nach Weinen zu Mute ist, müssen Sie sich nur bewusst emotional geladene Bilder vor Augen führen. So lange, bis sich die gewünschte Emotion tatsächlich einstellt.

Das ist eine einfache Technik, deren sich auch Schauspieler bedienen.

Eine Frage an Sie: Welche geistigen Bilder über Ihren eigenen Alterungsprozess tragen Sie in sich? Wie ist Ihr Selbstbild? Wie sehen Sie sich in der Zukunft? Sehen wir uns alt, unbeweglich und steif, werden wir dieses innere Bild bald nach außen tragen.

Glücklicherweise können wir unsere Betrachtungsweise verändern – und damit unseren Alterungsprozess. Denn vergessen Sie nicht, dass die Grenze zwischen Körper und Geist fließend ist – Körper und Geist gehen ineinander über. Wir sollten täglich daran arbeiten, uns lebendig, stark, schlank und gesund zu sehen. Die Technik nach den Prinzipien der MB-Methode ist ein Training, das sich von innen nach außen vollzieht.

Wenn es uns also – wie am Beispiel der kleinbusigen Damen gezeigt – verhältnismäßig leicht gelingt, durch bloße Vorstellungen und geistige Bilder körperliche Systeme zu aktivieren, warum sollte es dann nicht möglich sein, durch gezielte bildhafte Vorstellungen auf unseren Alterungsprozess und auf unseren Hormonstoffwechsel mobilisierend Einfluss zu nehmen? Ja, wir wollen unseren Hormonstoffwechsel aktivieren. Später erkläre ich Ihnen, wie.

Ein neuer Blickwinkel
Bilden Sie sich das Richtige ein!

Die Wundermaschine starten

Kennen Sie das? Sie sitzen im Kino, völlig entspannt im dunklen Raum. Die Leinwand riesengroß über Ihnen. Am Anfang nehmen Sie noch bewusst Ihre Mitmenschen vor Ihnen und neben Ihnen wahr. Dann geht's los. Alles um Sie herum wird immer unwirklicher, während der Inhalt des Filmes immer wirklicher für Sie wird. Die Szenen im Film hinterlassen in Ihnen so lebendige Eindrücke, als wären Sie selbst mittendrin im Geschehen. Sie haben das Gefühl, dass die Schauspieler gute Bekannte von Ihnen sind – Sie leben, lachen, leiden mit ihnen. Die Bilder und die Dialoge wirken so auf Ihr Gehirn, dass Sie körperliche Reaktionen zeigen. Was Sie erleben ist eine virtuelle Realität. Je intensiver Sie erleben, umso mehr vermischen sich die Grenzen zwischen innerer und äußerer Wahrnehmung.

Freunde von mir haben eine Form von virtueller Realität während eines Auslandsurlaubs in einem Vergnügungspark erlebt. Sie erlebten hautnah mit, wie sie als Teilnehmer an einem Abfahrtslauf eine steile Skipiste im Affentempo hinunterrasten und immer das Gefühl hatten, jeden Augenblick in die Zuschauermenge hineinzubrettern. Um das Gefühl des echten Erlebens zu verstärken, wurden sie »lediglich« festangeschnallt in einer schwarzen Kabine leicht hin und her geschüttelt. Beide hatten am nächsten Tag einen ordentlichen Muskelkater von »ihrer Skifahrt«. Außerdem hatten sie nach ihrer rasanten Abfahrt an der »frischen Luft« und nach dieser mörderischen Anstrengung beide einen riesengroßen Hunger. Durch die bildhafte Vorstellung wurden ihre Körperfunktionen auf vielseitige Weise aktiviert. Unser Gehirn kann zwischen einer simulierten Computerdarstellung und einer realen physischen Herausforderung nicht unterscheiden.

Schauen wir uns unser Gehirn – diese Wundermaschine – etwas genauer an. Unser Gehirn kann jedoch ganz andere Dinge als ein Computer. Jörg Löhr, ein Motivationstrainer, hat auf einem Seminar diese Wundermaschine in sehr einfachen, leicht verständlichen Worten beschrieben: »*Während Sie diese Zeilen lesen, verarbeitet diese Wundermaschine diese Buchstaben in Symbole der Information, wandelt sie in Wissen um und speichert sie ab, immer abrufbereit.*«

Unser Gehirn ist in der Lage, eine Vielzahl von biologischen Funktionen gleichzeitig zu steuern, ohne dabei im geringsten durcheinander zu geraten. Unzählige Prozesse laufen automatisch ab, wie die Regelung der Körpertemperatur, des Wasserhaushalts und des Kreislaufs. Löhr meint: »*Dabei macht es nur 2% unseres Körpergewichtes aus, verbraucht aber 20% der Gesamtenergie. Diese 3 Pfund schwere und fetthaltige Gewebemasse, unser Gehirn, ist die Grundlage aller menschlichen Leistungen.*«

Wenn wir uns entscheiden, dieses außergewöhnliche Geschenk, das sich im Verlauf der Evolution immer mehr entwickelt hat, zu nutzen, »*können wir alle unsere Wünsche und Ziele des Lebens erfüllen. Vorausgesetzt, wir entscheiden uns, die fast unerschöpflichen Möglichkeiten des Gehirns aktiv zu nutzen und wir beschäftigen uns eingehend mit der Gebrauchsanleitung*«, so Jörg Löhr.

Albert Einstein sagte, wir nutzen bestenfalls 15 Prozent unseres geistigen Potenzials. Wir begrenzen also selbst unsere Möglichkeiten. Wir können diese Grenze erheblich erweitern, denn unser Gehirn ist wie ein Muskel, trainierbar! Sie wissen ja, mit regelmäßigem Training lässt sich viel erreichen.

Bis Anfang der Sechzigerjahre glaubten die Wissenschaftler, dass wir auf das autonome Nervensystem keinen Einfluss haben. Das autonome Nervensystem ist für alle unbewussten Aspekte unseres Körpers zuständig. Es regelt automatisch die Herzfrequenz, Atmung, Verdauung und Ausscheidung. Und doch können wir darauf Einfluss nehmen. Dies ist die erstaunliche Lehre aus der Biofeedback-Technik, die heute viele Ärzte anwenden, um ihre Patienten in die Lage zu versetzen, Herzfrequenz, Blutkreislauf, Spannung und Entspannung zu kontrollieren. Alles Prozesse, von denen man glaubte, sie seien unbewusst.

Ebenso können wir auf unser zentrales Nervensystem Einfluss nehmen. Von der Hirnforschung wurde die Neurofeedback-Technik entwickelt. Die Gehirnwellen werden von einem Gerät ermittelt – ähnlich einem EEG – und an einen Computer weitergegeben. Eine spezielle Software filtert einzelne Frequenzen heraus, die über den Bildschirm als Animation oder Grafik oder per Soundkarte als Klang dargestellt werden. So lassen sich die Gehirnaktivitäten, die bisher nicht direkt wahrgenommen werden konnten, bildlich oder als Ton darstellen. Mit der Neurofeedback-Technik kann ein effizienteres Funktionieren der Hirntätigkeit bewirkt werden – so werden zum Beispiel Patienten mit Angst- und Panikattacken ruhiger und gelassener und Hochleistungssportler oder Menschen mit Lernschwierigkeiten konzentrierter und wacher. Das Training ist einfach: Die Person wird mittels Elektroden an einen Computer angeschlossen. Der Computer misst die Hirnströme, welche als Rückmeldung auf einem Bildschirm wiedergegeben werden. Die Rückmeldung, das so genannte Feedback, geschieht spielerisch, hier ein Beispiel: Schiffe fahren auf eine Insel zu – je nach Hirnwellenproduktion des Klienten – in hohen oder seichten Wellen. Immer wenn dem

Patienten ein Bild gefällt, wird er ruhiger atmen und sich entspannen. Sodann wird eingeübt, diesen entspannten Zustand auch außerhalb einer Neurofeedback-Sitzung reproduzieren zu können. Auch bei Essstörungen, Süchten und Depressionen gibt es passende Neurofeedback-Therapieprogramme, sodass wesentliche Verbesserungen erzielt werden können. Auch die Zellerneuerung lässt sich beschleunigen, was sich positiv auf die Abwehrkräfte und auf unseren Verjüngungsprozess auswirkt.

Keine Angst, Sie brauchen sich keinen Biofeedback- oder Neurofeedback-Sitzungen zu unterziehen, um sich zu verjüngen. Wir nutzen dazu die Kräfte, die uns die Natur kostenlos zur Verfügung gestellt hat. Wir nutzen unsere Psyche als richtungweisende Kraft. Unser Unterbewusstsein aktivieren wir über innere Bilder als ausführende unterstützende Kraft, eine Software, die wir sozusagen neu schreiben. Unser Körper dient uns als Ausdruckskraft von Geist und Seele. Mit diesen drei untereinander verbündeten Kräften, Körper, Geist und Seele, haben wir ungeahnte Möglichkeiten, die wir meist nur sehr spärlich nutzen.

Wir sollten unseren Geist – den wir auch als Bewusstsein bezeichnen können – schulen und schärfen.

Ein neuer Blickwinkel
Dem Geist sind keine Grenzen gesetzt – nur die, die wir uns selbst setzen und als solche anerkennen.

Das Bild ergreift Besitz

»Schon seit längerer Zeit ist dieser dumpfe Schmerz links unten im Zahn da. Nein, Schmerz ist zu viel gesagt, eher ein Ziehen. Na ja, wenn es in ein paar Tagen nicht besser ist, wirst du
einen Termin bei deinem Zahnarzt ausmachen.« Dann vergisst
du die Sache. Bis Freitagnachmittag.
Da ist er wieder, der Schmerz! Stärker als gestern. Was ist nun,
wenn es am Wochenende ganz schlimm wird und kein Arzt
weit und breit greifbar ist? In die Zahnklinik fahren und
irgendeinem Assistenzarzt ausgeliefert sein? O Gott! Täusche
ich mich oder wird der Schmerz noch stärker? Du fasst mit der
Hand zum Kiefer und fragst dich, ob sich vielleicht schon Eiter
gebildet hat.

Das Bild ergreift Besitz von dir.
Schweiß bricht aus. Das Herz klopft schneller. Die Kehle ver-
engt sich.
Jetzt kommt die visuelle Komponente dazu:
Vor deinem geistigen Auge erscheint das Bild einer Kollegin,
mit der du in Freiburg zusammengearbeitet hast. Siehst noch
deutlich die breiten Narben an ihrem Hals. Erinnerst dich an
ihre Worte, als sie dir erzählte, dass der Eiter ihr in der Nacht
den halben Kiefer weggefressen hat und ihr ein Stück Knochen
eingesetzt werden musste. Du schüttelst die Bilder von dir ab.
Gehst ins Bad und schaust dir deinen Unterkiefer und das
Zahnfleisch an. Sieht alles ganz rosig und gesund aus. Streckst
die Zunge heraus – bis auf eine lange, rote Stelle entlang der
linken Seite ist alles in Ordnung.

Am Montagmorgen Termin beim Zahnarzt. Prüfend schaut er,
klopft und zieht an dem Zahn, den du ihm gezeigt hast. Warum

sagt er nichts? Deine feuchten Hände umschließen fest die Autoschlüssel auf deinem Schoß. Du bist auf alles gefasst, das große Loch, das du haben wirst, die Schmerzen, wenn der Zahn gerissen wird. Er fährt mit seinem Instrument an deiner Zunge vorbei, da wo die rote Stelle ist und fragt, ob das wehtut. Du verneinst. Keine Erklärung von ihm. Du streckst auf seinen Befehl die Zunge heraus. Immer noch schweigt er. Du denkst: »Warum sagt er nichts? Vielleicht habe ich Zungenkrebs.«
Jetzt prasseln Tausende von beängstigenden Bildern auf dich nieder.

»Sieht ganz so aus, als wäre eine Entzündung in den Zahntaschen die Ursache für die Schmerzen.«
Seine Stimme dringt wie durch Watte zu dir ins Bewusstsein. »Es ist nichts Krankhaftes festzustellen. Dort, wo Sie den Schmerz fühlen, ist lediglich eine Brücke. Darunter ist überhaupt kein Zahn mehr vorhanden, der schmerzen könnte.«
Langsam werden die Hände wieder warm, die Muskeln lockern sich. Die Atmung wird ruhig und gleichmäßig. Der ganze Körper entspannt sich. Du kehrst ins Leben zurück. Die Sache mit der Zunge interessiert dich schon nicht mehr.

Dieser gedankliche Vorgang, verbunden mit dem automatischen Erzeugen innerer Bilder, umfasst unser ganzes Sinnensystem: Sehen, Hören, Schmecken, Riechen und Tasten. Unsere Vorstellungskraft und das, was wir vor unserem geistigen Auge ablaufen lassen, hat eine so tiefgreifende Wirkung auf unseren Körper, dass eine Veränderung der biochemischen Substanz die Folge ist. Unser Gehirn ist wie über einem Netzwerk mit allen Körpersystemen in Verbindung. Als Überträgersubstanzen dienen Peptid-Moleküle, die vom Gehirn und Immunsystem erzeugt werden und im ganzen Körper vorhanden sind. Candace

Pert, eine amerikanische Wissenschaftlerin und Autorin des Buches »Die Moleküle der Gefühle«, nennt es so: *»Die neuere Forschung lässt darauf schließen, dass dem Bewusstsein eine fast unendliche Zahl von Übertragungswegen zur Verfügung steht, um das Unbewusste und den Körper zu erreichen – und zu verändern.«*

Können Sie nachvollziehen, wie solche gefühlsmäßigen Bilder uns innerlich verändern? Sie durchdringen jede einzelne Zelle unseres Körpers, schlagen sich im Innersten unserer Persönlichkeit nieder und prägen unser Denken und Handeln.

Wissenschaftler, die sich mit Geist-Körper-Heilung befassen, sind sich heute einig, dass wir in jedem Augenblick – wenn auch unbewusst – durch unsere Gefühle, unsere Gedanken und unseren Glauben über Gesundsein oder Krankheit in jeder Sekunde selbst entscheiden. Das heißt jetzt natürlich nicht, dass glückliche Gedanken oder Gefühle Sie automatisch gesund erhalten. Manchmal ist ein Wutausbruch an richtiger Stelle gesünder, als glückliche Gedanken zum falschen Zeitpunkt zu haben.

Amerikanische Ärzte waren die ersten, die in ihrer Krebstherapie zunehmend mit inneren Bildern gearbeitet haben. Diese Methode stieß bei ihren Kollegen zunächst nicht auf Anerkennung, der Ansatz war »zu neu« und wissenschaftlich nicht nachweisbar. Die Kraft der Gedanken oder der inneren Bilder werden in unserer so genannten zivilisierten Gesellschaft häufig ignoriert und als Modeerscheinung abgetan.

Dr. Carl Simonton, Leiter eines Krebsforschungszentrums in Kalifornien, war einer der Pioniere auf diesem Gebiet. Er hatte ein Konzept entwickelt, nach dem schwer kranke Patienten aktiv an ihrer Genesung mitarbeiten sollten, indem sie mittels Visualisierung ihre Selbstheilungskräfte aktivierten. Seine Botschaft war, dass der Patient selbst den Verlauf seiner Erkrankung beeinflussen könne. In seinem Buch »Wieder gesund werden« erzählt er die erstaunliche Geschichte eines 61-jährigen Mannes. Dieser Mann war an Kehlkopfkrebs erkrankt und die Chance, dass er die nächsten fünf Jahre überleben würde, sehr gering.

Aufgrund dieser Prognose hatten die Ärzte im Forschungsteam von Dr. Simonton große Bedenken, diesen todkranken Mann in ihr Projekt mit einzubeziehen. Der Mann war kaum in der Lage, seinen Speichel zu schlucken und hatte enorme Atembeschwerden. Im Grunde genommen hatten die Ärzte ihn aufgegeben.
Trotzdem war Dr. Simonton fest entschlossen, den Patienten in sein Programm aufzunehmen. Er teilte ihm mit, dass er aktiv an seiner Genesung arbeiten könne und beschrieb ihm das Behandlungsprogramm: Er sollte sich drei Mal täglich fünf Minuten für sich Zeit nehmen. Zu Beginn dieser fünf Minuten müsse er sich zunächst entspannen, sich an einem sehr ruhigen friedlichen Ort sehen und sich dann – sehr intensiv – in irgendeiner Form seinen Krebs vorstellen. Ferner forderte der Arzt den Patienten auf, sich die Strahlentherapie in der Form vorzustellen, dass die gesunden Zellen und die Krebszellen von Millionen von Energiekügelchen bombardiert würden. Diese Energiekügelchen würden von den Krebszellen abprallen, nur die gesunden Zellen von ihren profitieren, die Krebszellen würden eingehen. Weiter solle er sich vorstellen, wie die weißen Blutkörperchen herbeieilen und die schwachen, sterbenden Krebszellen mit sich nehmen, die über Nieren und Leber ausgeschieden werden. Der

Erkrankte sollte sich vor seinem geistigen Auge weiter vorstellen, wie der Krebs immer weiter schrumpfen und sein Zustand sich immer mehr normalisieren würde.

Was nun geschah, grenzte für die Mediziner an ein Wunder. Die Strahlentherapie schlug unglaublich gut an und auf der Haut und an den Schleimhäuten zeigten sich kaum die sonst üblichen Nebenwirkungen. Nach der ersten Hälfte der Behandlung konnte der Patient wieder essen, es ging unaufhaltsam aufwärts mit ihm. Nach und nach verschwand der Krebs vollständig. Der Patient wurde nach Hause entlassen, um dort weiter seine Übungen durchzuführen. Während der Dauer der Bestrahlung, für die er ambulant in die Klinik kam, hatte der Patient nur ein einziges Mal mit seiner Visualisierungsarbeit ausgesetzt. Er war mit seinem Freund in einem Verkehrsstau stecken geblieben und konnte deshalb seine Übungen nicht durchführen. Der Patient war darüber außer sich, denn er hatte Angst, dass ihm dadurch die Kontrolle über seinen Heilungsprozess aus der Hand gleiten würde.
Der Patient machte jedoch weiterhin gute Fortschritte, sodass er nach zwei Monaten Behandlungszeit endgültig entlassen werden konnte. Es wurden keinerlei Krebssymptome mehr festgestellt.

Wie stark seine Überzeugung war, dass er den Verlauf seiner Erkrankung selbst beeinflussen könne, zeigten seine Worte beim Abschied von Dr. Simonton: »Am Anfang glaubte ich, dass ich Sie für meine Gesundung brauche, aber jetzt bin ich sicher, dass ich es auch ohne Sie schaffe.«

Nachdem er von seiner Krebserkrankung genesen war, fasste der Patient von sich aus den Entschluss, mit Visualisierungsarbeit seine Arthritis selbst zu heilen. Er stellte sich bildlich vor, wie die weißen Blutkörperchen über die Gelenke seiner Arme und Beine krochen und alle Ablagerungen mit sich fortschwemmten, bis die Gelenkoberflächen wieder glatt und glänzend waren. Nach und nach verschwanden seine Arthritissymptome, und obwohl sie von Zeit zu Zeit wiederkehrten, war er doch im Stande, sie in Schranken zu halten; er konnte sogar wieder regelmäßig seinem Hobby nachgehen, nämlich dem Fischen in eiskalten Bächen – was auch ohne Arthritis schon schwer genug ist. Darüber hinaus beschloss er, mittels der Entspannungs- und Visualisationstechnik auf seine sexuellen Probleme – er war seit über zwanzig Jahren impotent – Einfluss zu nehmen. Nachdem er diese Methode wenige Wochen praktiziert hatte, war er wieder in der Lage, sexuellen Verkehr aufzunehmen. Auch in den Jahren danach kehrten bei diesem Mann keine der genannten Erkrankungen mehr zurück. Dieser 61-jährige Patient glaubte ganz fest an seine Genesung. Er war offen für eine Heilung und bereit, gesund zu werden.

Wie bereits erwähnt, interessieren sich viele aufgeschlossene Forscher für die Körper-Geist-Verbindung, weil sie Wege zu einer besseren Gesundheit zeigen. Die bereits zitierte Candace Pert erklärt das so: »*Wir wissen, dass dieselben Neuropeptide, die vom Gehirn ausgeschieden werden, auch die Bewegung der weißen Blutkörperchen des Immunsystems zum Ort der Verletzung erleichtern. Warum sollten wir sie also nicht bewusst lenken können?*«

Ist dieses Wissen, dass wir uns alleine durch innere Bilder selbst heilen können, nicht alleine schon eine Wunderwaffe?
Warum sollten wir also nur unser Immunsystem mit unserem Geist aktivieren können? Warum nicht auch – wie bereits er-

wähnt – unser Hormonsystem? Warum nicht die Produktion unserer im Alter nachlassenden Drüsen aktivieren, um die biologische Lebensuhr auf *Start* anstatt auf *Stopp* zu stellen?

Anstatt – für die schönste Nebensache der Welt – ständig auf Viagra mit all seinen Nebenwirkungen angewiesen zu sein, können Sie eine ungefährliche, kostengünstige Methode anwenden. Unabhängig von Arzt und Rezept, kostenfrei und ohne Nebenwirkungen. Oder nutzen Sie die fantastischen Möglichkeiten einer einfachen Technik, die ich Ihnen noch genauer vorstellen werde, anstatt sich den Körper mit Silikon, Laser oder Skalpell traktieren zu lassen.
Sie können tatsächlich über Ihren Gesundheitszustand und den Verlauf Ihres Alterungsprozesses wesentlich mitbestimmen.

Ich bin davon überzeugt, dass wir in uns selbst die Quelle der Heilung und der Verjüngung tragen. Der Arzt kann den Körper unterstützen, indem er bestimmte Medikamente oder Stoffe injiziert, gebrochene Knochen in die richtige Form bringt, Fremdkörper entfernt. Auf den Alterungsprozess bezogen: Fett absaugt, Gewebe strafft, hebt oder entfernt. Diese unterstützenden Maßnahmen garantieren allerdings nicht, dass der Körper letztendlich dadurch heilt oder sich verjüngt. Wir sind es selbst, die eine Veränderung zum Negativen oder Positiven bewirken. Was nutzt Ihnen ein geliftetes, auf jung getrimmtes Gesicht, wenn Ihre Gedanken und Gefühle auf »Altern und Verfall« programmiert sind.

Ich habe Ihnen verschiedene Techniken vorgestellt, mit deren Hilfe wir die eigenen Körperprozesse steuern können. Warum sollten wir diese Techniken nicht auch für den Alterungsprozess einsetzen?

Wir müssen uns nur unseres Bewusstseins und unseres Gehirns bedienen.

> **Ein neuer Blickwinkel**
> »Das Gehirn ist nicht nur zum Denken da,
> es ist ein Organ zum Überleben.«
> Albert Stenz-Györgyi
>
> Es ist auch ein Organ, das zur Verjüngung eingesetzt
> werden kann!

Die Vorstellung macht's

Befassen wir uns näher mit der Macht der inneren Bilder und dem Ort, wo sie produziert werden: unserem Unterbewusstsein. Wir können unser Unterbewusstsein als ausführende und unterstützende Kraft aktivieren, und zwar beileibe nicht nur zum Ziel der Verjüngung und Regeneration.

Wissen Sie nicht so recht, wie Sie sich das Unterbewusstsein vorstellen sollen? – hier eine simple und einfache Darstellung: Ziehen Sie geistig auf einem Blatt Papier, das Ihre Psyche darstellen soll, eine waagerechte Linie. Alles, was darüber liegt, ist Ihr Bewusstsein. Unterhalb der Linie ist das Unbewusste. Jetzt stellen Sie sich noch vor, dass dort Tausende von Schränken stehen, randvoll gefüllt mit Daten aus Ihren Erfahrungen, die Sie von der ersten Sekunde Ihres Lebens bis zum jetzigen Zeitpunkt gemacht haben. Die Summe aller Sinneseindrücke, Empfindungen und Gedanken sind wie Programme auf einer Festplatte eines PC's gespeichert. Unser Unterbewusstsein ist auf diese Programme fixiert.

Vergleichen Sie Ihr Unterbewusstsein mit einem stummen Diener – er macht alles, was Sie wollen. Rund um die Uhr steht es Ihnen zur Seite. Vollkommen neutral, ohne zu werten, ob etwas gut oder böse ist. Was Sie sich im Geiste vorstellen, gilt dem Unterbewusstsein als Wirklichkeit, auch wenn es nur in Ihrer Vorstellung existiert. Egal, was Sie ihm einreden, alles wird von ihm kommentarlos geschluckt und archiviert. Und für wahr gehalten! Wie ein Diener bringt er alles, was Sie fordern. Alles, was Sie denken – ob Ihnen bewusst oder nicht –, wie z. B.: »Ich bin zu alt für …«, »Ich bin hässlich« oder: »Ich gehöre zum alten Eisen und tauge zu nichts mehr«, »Ich werde immer gebrechlicher«, findet seinen Niederschlag in den unterschwelligen Schichten Ihrer Psyche. Wenn Sie das Ganze noch kräftig mit Gefühlen belegen, also Ihre Vorstellungen emotional stark besetzen, und Sie auch noch felsenfest daran glauben, wird Ihr stummer Diener sich daranmachen, diesen »Auftrag« auszuführen. Ja, dann werden Sie halt hässlich, alt, setzen Rost an und werden immer gebrechlicher.

Die Sprache des Unterbewusstseins ist die Sprache der Bilder. Sind Ihre »Bilder« vornehmlich mit ängstlichen, verzagten, pessimistischen oder sonstigen negativen Inhalten gefüllt, wird unser Unterbewusstsein dieses negative Material in sich aufnehmen und sich von ihm leiten lassen. Füllen Sie Ihren Geist hingegen – sei es absichtlich oder unwissentlich – mit jungen, lebensbejahenden, mutigen, schwungvollen Inhalten, verleihen Sie Ihrem Unterbewusstsein eine unternehmungslustige und optimistische Einstellung, die Ihnen in jedem Lebensbereich Kraft und Unternehmungsgeist einflößen wird. Erinnern Sie sich noch an Hulda Crooks, die 90-jährig den Fudschijama bestieg? Sie muss von einer unternehmungslustigen und optimistischen Einstellung geprägt gewesen sein.

Schlicht und einfach gesagt: Ihr Unterbewusstsein versucht einfach nur Ihren Gedanken, Gefühlen und Vorstellungen gerecht zu werden und legt Ihnen das, was Sie »vom Leben fordern«, zu Ihren Füßen. So einfach ist das!

Die großen Therapeuten unserer Zeit haben sich diese Kenntnisse zu Nutze gemacht. Milton Erikson, der wohl bekannteste Hypnotherapeut, sprach ausschließlich das Unbewusste an. Auch er hat mit flachbrüstigen Damen gearbeitet, und zwar ebenfalls mit Erfolg. Hormonspritzen hatten bei diesen Frauen keinen Zuwachs ihrer Brüste bewirkt. Milton Erikson wandte sich an das Unbewusste der Frauen und suggerierte ihnen warme und kribbelnde Brüste. Gleichzeitig vermittelte er ihnen, dass dies ein Zeichen für eine Vergrößerung ihrer Brüste sei. Obwohl sich keine der Damen nach den Sitzungen bewusst an irgendetwas erinnern konnte, wuchsen innerhalb der nächsten zwei Monate ihre Brüste. Zu diesem erfreulichen Ergebnis kam es, weil er sehr wahrscheinlich durch gezielte Suggestionen eine verbesserte Durchblutung ihrer Brüste angeregt hatte.

Das Bewusstsein bekommt bei diesen Therapien überhaupt nicht mit, was da gespielt wird. Es scheint so zu sein, dass nur der unbewusste Geist in uns allwissend und allmächtig ist. Wenn Sie Ihrem Unterbewusstsein Suggestionen und bildhafte Vorstellungen eingeben, aktiviert es alle in Ihnen liegenden Kräfte. Diese Technik wandte eine amerikanische Psychologin mit beeindruckendem Erfolg an. Dr. Chopra berichtet in seinem Buch »Die unendliche Kraft in uns« darüber.

Evelyn Silvers, eine Therapeutin aus Los Angeles, arbeitete mit Patienten, die unter chronischen Schmerzen litten. Angeregt durch die kurz zuvor gemachte Entdeckung körpereigener Schmerzmittel, den so genannten Endorphinen, hatte sie eine bahnbrechende Idee. Sie brachte ihre Patienten dazu, sich diese körpereigenen Schmerzmittel, die viel stärker wirkten als Morphium und andere Opiate je nach Bedarf in sich selbst zu produzieren, um sich so eine höchstwirksame Linderung der Schmerzen zu verschaffen.

Im Brustton der Überzeugung machte sie ihren Patienten klar, dass jeder über eine Art innerer Apotheke verfüge, um dort die so genannten Hirnarzneien herstellen zu können. Mit einer bestimmten Technik, die sie ihnen jetzt zeigen werde, könne jeder diese körpereigenen Endorphine nach Bedarf abrufen, um sich somit auch von den hartnäckigsten Schmerzen wie Migräne, Arthritis und Kreuzschmerzen befreien zu können. Nachdem Silvers den Patienten ihre »Hirnarznei-Technik« beigebracht hatte, konnten viele nach Hause geschickt werden, die nun in eigener Verantwortung diese Technik weiter ausübten. Viele waren in der Lage, ganz von den verschriebenen Schmerzmitteln freizukommen.

Dazu meinte Chopra: »*Das klingt wie eine einfache Anwendung der körpereigenen Schmerzmittel, auf die wir ohnehin zurückgreifen. Aber unsere Art der Anwendung ist nicht systematisch, und nur wenige Forscher (wenn überhaupt) können behaupten, etwas darüber zu wissen, wie die Endorphine aktiviert werden. Unter bestimmten Umständen, wie zum Beispiel einer Verwundung im Gefecht oder einem Autozusammenstoß, kann der Körper stundenlang keine Schmerzen spüren, während in anderen Situationen ein geringfügiger Kopfschmerz oder Zahnschmerz unerträglich sein können.*«

An anderer Stelle heißt es weiter: »*Silvers machte weiterhin die bemerkenswerte Beobachtung, dass, wenn ein Patient mit chronischen Schmerzen zusätzlich drogensüchtig war, die Anwendung der Technik zusammen mit den Schmerzen auch alle Drogensucht beseitigte. Dies geschah sogar bei Patienten, die bereits seit zwanzig Jahren süchtig waren, und zwar ohne dass Entzugserscheinungen auftraten. Spätestens 1986 war sich Silvers sicher genug, um ihre Methode an einer Gruppe wirklich hart gesottener Drogensüchtiger auszuprobieren.*

Sie wählte zwanzig Erwachsene aus, die bereits zwischen fünf und vierzig Jahren an Kokain, Alkohol, Valium und Heroin festhingen, entweder als Einzeldroge oder Drogenkombination. Es waren verzweifelte Fälle, die alle schon weit über den Punkt hinaus waren, wo sie aus ihrer Sucht noch irgendwelche Befriedigung zogen. Sie setzten ihren Drogenkonsum nur deswegen fort, um ihren tiefverwurzelten Schuldgefühlen zu entrinnen und um die ständigen Schmerzen zu lindern, unten denen ihre gemarterten Körper litten. Die meisten von ihnen hatten aus Familie und Beruf einen Scherbenhaufen gemacht.

Silvers lehrte die Gruppe ihre Standardtechnik, aber nachdem sie ihnen gesagt hatte, dass das Gehirn seine eigenen Schmerzmittel erzeugt, fügte sie hinzu, dass diese Substanzen völlig identisch mit jeder auf der Straße gehandelten Droge seien. Nicht nur beliefere die Hirnapotheke den Süchtigen ein Leben lang aus ihren unerschöpflichen Beständen an nebenwirkungsfreien Drogen, sondern sie mache die Schuldgefühle überflüssig. Silvers sagte der Gruppe: ›Sie haben aus einem triftigen Grund zu Drogen gegriffen. Die Drogen, die Sie missbraucht haben, sind Nachahmungen der natürlichen Substanzen, mit denen das Gehirn einem ein normales Lebensgefühl gibt. Wenn wir sagen, dass wir uns so oder so fühlen, wird unsere Stimmung immer von dieser oder jener Hirnsubstanz erzeugt – es gibt keinen Geisteszustand, der keine biochemische Entsprechung hätte. Im Gehirn eines Süchtigen sind die für das normale Lebensgefühl – Glück, Ruhe, Ausgewogenheit und situationsgerechtes Verhalten – nötigen körpereigenen Substanzen nicht ausreichend vorhanden, entweder aus erblichen oder akuten Gründen, oder weil die Einnahme körperfremder Drogen die Fähigkeit des Gehirns vermindert, sich selbst zu versorgen. Ihre zwanghaften Bedürfnisse haben Ihnen eingeredet, dass Ihr Gehirn ein Problem habe, und Ihre Suchtgewohnheit war ein Lösungsweg. Obwohl Drogenmissbrauch gefährliche Folgen hat, brauchen Sie sich deswegen an sich nicht zu schämen. Sie haben sich einfach selbst verarztet, wie ein Zuckerkranker, der Insulin spritzt.‹

Hier verband Silvers geschickt Therapie, Suggestionskraft und recht anfechtbare Wissenschaft. Die Neurowissenschaftler haben bislang noch nicht bewiesen, dass das Gehirn gewisse suchterzeugende Drogen wie beispielsweise Alkohol, Nikotin und Kokain selbst synthetisiert, ganz zu schweigen davon, dass diese Substanzen willentlich abgerufen werden können. Andererseits gibt es keinen Zweifel daran, dass unsere Zellen dazu ausgerüstet sind, Drogen an sich zu binden.

Nachdem Silvers ihre Botschaft losgeworden war, schlossen die Mitglieder der Gruppe die Augen, bauten mental eine massive Dosis ihrer bevorzugten Droge auf und schütteten sie auf ein Signal von Silvers aus. Die Augen der Probanden verschleierten sich; jedes Gruppenmitglied verlor sich auf seinem jeweiligen Trip, je nach Beschaffenheit der jeweiligen Droge. Die Kokainsüchtigen hatten einen Glücksschwall, dass es ihnen den Atem

verschlug. Sie lachten still vor sich hin und berichteten später,
dass sie Kindheitserlebnisse durchlebt hatten. Die Valiumsüch-
tigen wurden so sediert, dass sie kaum ein Wort herausstottern
konnten. Die Alkoholsüchtigen lagen in träumerischer Ent-
spanntheit herum und verloren ihre Hemmungen; sie sprachen
ruhig über bedrohliche Themen, die bei ihnen zuvor eine massi-
ve Abwehrhaltung ausgelöst hatten.

In jedem Fall war der Drogeneffekt so stark, dass Silvers zwan-
zig Minuten abwarten musste, bevor die Gruppenmitglieder so
weit wieder zu sich gekommen waren, dass sie ihre Erfahrun-
gen beschreiben konnten. Alle befanden sich in einem Hoch-
gefühl und waren von dem, was geschehen war, überzeugt, ob-
wohl sie sich mit sehr viel Skepsis auf die Sitzung eingelassen
hatten. ›Seit Jahren hat die Droge Sie im Griff gehabt‹, ver-
sicherte Silvers ihnen, ›ab jetzt wird es das Gegenteil sein.‹

Ist das nicht ein unglaubliches Beispiel, zu was der menschliche Geist fähig ist, wenn innere Bilder bewusst eingesetzt
werden?
Diese Geschichte gab mir den entscheidenden Anstoß, meine
Theorie, mit gezielt eingesetzten Techniken das gesamte endokrine System auf ein jugendliches Niveau zu heben, endlich
aus der Schublade zu holen.

Hier ein ungeschriebenes geistiges Gesetz, das Sie zukünftig
auf Ihren Alterungsprozess anwenden sollten.

Ein neuer Blickwinkel
Was immer der menschliche Geist sich vorzustellen vermag
und woran immer er glaubt, das kann er auch vollbringen.

Vom Traum zur Wirklichkeit

Wenn Sie die Existenz des Unterbewusstseins anerkennen und es für sich arbeiten lassen, schaffen Sie die Voraussetzung dafür, der zu werden, der Sie sein können.

Anhand der vielen Beispiele, die ich Ihnen gebe, versuche ich Ihr Vertrauen in Ihre eigenen Kräfte zu stärken. Sie können so viel erreichen, wenn Sie Ihre Vorstellungskraft richtig einsetzen. Eine mächtige Triebfeder ist unser Verlangen nach etwas. Wenn Ihr Verlangen übermächtig wird, Ihr altes Leben hinter sich zu lassen und gegen ein pulsierendes Leben einzutauschen, werden Sie die Kraft haben, aus Ihrem Traum Wirklichkeit werden zu lassen. Dazu müssen wir handeln.

Wie Träume Wirklichkeit werden, möchte ich Ihnen an einem praktischen Beispiel aus meinem eigenen Leben zeigen. Vor vielen Jahren wurde mir die Idee zu einer solch »praktischen« Erfolgsstrategie – das Unterbewusstsein einzusetzen – erstmals von meinen Lehrern während meines Besuches der Heilpraktikerschule eingeimpft. Es gehörte schon fast zum Unterrichtsstoff, wie man den Ablauf der Prüfung sowie den Prüfungstermin nach seiner eigenen Vorstellung festlegt. Die Prüfungstermine werden von den Amtsärzten des jeweiligen Gesundheitsamtes festgelegt. Dafür gibt es keine festen Richtlinien. Wenn man Pech hat, findet nur einmal pro Jahr ein Prüfungstermin statt. Kurz gesagt, es ist nicht vorhersehbar, wann ein solcher Termin stattfindet. Nach Abschluss der Schule – das war in einem November – habe ich mir überlegt, dass ein Prüfungstermin so um den 25. Februar im darauf folgenden Jahr sinnvoll wäre. So hätte ich noch genügend Zeit, mich auf die Prüfung vorzubereiten.

Nun brauchte ich ein Bild, mit dem ich visuell arbeiten konnte. Also fuhr ich zu dem Gesundheitsamt, in dem ich die Prüfung ablegen wollte, und betrachtete mir die Räumlichkeiten. Ich ging ins Sekretariat, in der Hoffnung, den Amtsarzt anzutreffen, der die Prüfung abnehmen sollte. Ich sah ihn. Gott sei Dank war er mir sympathisch. Jetzt hatte ich »Bildmaterial«, mit dem ich arbeiten konnte. Über einen Zeitraum von drei Monaten – also von November bis Februar – begab ich mich täglich in mein »inneres Kino« und drehte den Film meiner Prüfung. Alles existierte bis jetzt nur in meiner Vorstellung.

Was mich damals sehr ärgerte, war die Tatsache, dass ich bei der »visuellen Prüfung« immer sehr aufgeregt war. Immer hatte ich Herzklopfen, feuchte Hände und zittrige Knie. Es gelang mir nie – so wie ich es gerne gesehen hätte –, cool und emotionslos die Prüfung zu absolvieren. Aber diese Gefühle sind wichtig, sie sind sozusagen der Turbolader zum Ziel. Das Gefühl, das Sie bei der bildlichen Vorstellung einbringen, ist die Energie, die Sie dem Ziel Ihrer Wünsche näher bringt. Je klarer Sie sich Ihr Ziel vorstellen können und je mehr Gefühl Sie investieren, desto sicherer wird es erreicht.

Anfang Januar rief ich dann im Sekretariat an und erkundigte mich nach den kommenden Prüfungsterminen. Die Sekretärin teilte mir mit, dass ich für Januar eingeplant sei, dass sich der Termin aber noch verschieben könne. Das entsprach schon so ziemlich meinem gewünschten und visualisierten Termin. Eine Woche später hatte ich die schriftliche Mitteilung, dass mein Termin im Februar stattfinden würde. Nie vergesse ich diesen Moment. Ich stand an meinem Schreibtisch und konnte ein paar Minuten überhaupt keinen klaren Gedanken fassen. Obwohl ich eigentlich nie daran gezweifelt hatte, war ich sprachlos – geradezu fassungslos. Der Termin sollte tatsächlich – entsprechend meiner Visualisation – im Februar stattfinden!

Dann kam der Tag meiner Prüfung. Einigermaßen ruhig brachte ich die schriftliche Prüfung hinter mich. Doch bei der mündlichen Prüfung durch den Amtarzt und zwei Assistenzärzte hatte ich Herzklopfen, feuchte Hände und verdammt zittrige Knie. Eben genau so wie ich mich während des Visualisierungsprozesses gesehen hatte!

Auch wenn es wie Hexerei klingt: Ich habe meine Prüfung am Mittwoch, dem 25. Februar abgelegt! Entsprechend meiner Vorstellung. So wird aus einem Traum Wirklichkeit ...

Dieser fulminante Start war für mich die Geburtsstunde für den Gebrauch des vollkommensten Werkzeugs, das es gibt. Seither gehört das Visualisieren zu meinen »täglichen Pflichten«.

Dieses Wissen um die geistigen Fähigkeiten hat in mir eine Kraft entfaltet, die mir in Zeiten, in denen ich nicht so recht wusste, wohin der Weg gehen sollte, Mut und Zuversicht gegeben und mir über jedes Hindernis hinweggeholfen hat. Es hat mir immer von neuem Antrieb gegeben, an meinen Zielen und Wünschen zu arbeiten und festzuhalten.

Wir alle haben Träume und Vorstellungen davon, was wir aus unserem Leben machen wollen. Leider hören viele mit dem Träumen auf, wenn das Rentenalter naht. Sie glauben, ihr Leben »sei gelaufen«. Fügen sich in das – wie sie glauben – unabänderliche Schicksal. Stehen oftmals hilflos vor der inneren und äußeren Leere, die das Ausscheiden aus dem Berufsleben hinterlassen hat. Sätze wie »Jetzt gehöre ich zum alten Eisen« prägen sich tief in jede Zelle ein.

Für mich persönlich bedeutet Leben – egal, in welchem Lebensjahrzehnt ich stehe – sozial, geistig, intellektuell und finanziell zu wachsen. Ich werde immer danach streben, »mehr« zu werden. Meine Lebensvision wird mich sicher bis an mein Lebensende begleiten; sie beinhaltet für mich, ein glückliches, selbstständiges und unabhängiges Leben zu führen, auf meinen eigenen Alterungsprozess ganz bewusst Einfluss zu nehmen und andere auf diesem Weg zu unterstützen und positiv zu beeinflussen.

Trotz Power, Elan und großem Arbeitseinsatz laufen wir manchmal auf der Stelle. Nichts bewegt sich mehr. Das ist der Zeitpunkt, wo man sich Hilfe und Unterstützung von einem Mentor oder Coach holen sollte. Menschen mit großen Zielen haben sich zur Unterstützung oft an Personen orientiert, die das schon erreicht haben, was sie selbst für sich wollten. Ob es sich dabei um »stumme«, bereits verstorbene Vorbilder handelte oder um aktive Mentoren, sei dahingestellt. Im Sportbereich, in der Finanzwelt oder im Gesundheitssektor bedienen sich Menschen der Profis, die ihnen helfen sollen, ihre Ziele schneller zu erreichen – ihre Stärken zu fördern und sie zu Höchstleistungen zu motivieren. Solch ein Vorbild wird zwar nicht die Probleme lösen, aber die Fragen nach dem *Wie* beantworten können.

Ich habe mein Unterbewusstsein auf dieses Ziel geimpft, Unterstützung zu finden. Täglich! Ich habe dazu all meine Sinne eingesetzt. Täglich! Meine Geisteshaltung in dieser Zeit war geprägt von starkem Verlangen, dieses Ziel zu erreichen. Ich habe alle meine Kräfte auf dieses Ziel hin ausgerichtet.

Meine Chance erhielt ich drei Monate später. Ein großer Seminarveranstalter für Persönlichkeitsseminare vergab zehn Stipendien. Die Stipendiaten sollten durch das Unternehmen gecoacht werden und die Möglichkeit erhalten, zu vier großen Themenbereichen kostenlos die jeweiligen Seminare zu besuchen.
Und zur gleichen Zeit startete eine große Frauenzeitschrift eine Aktion, bei der sich Frauen für Frauen als Mentorinnen zur Verfügung stellten.

Von über 800 Bewerbern aus ganz Deutschland habe ich eines der zehn Stipendien erhalten und die einzige Frau, die sich aus dem Gesundheitsbereich für das Mentoring zur Verfügung gestellt hat, habe ich als meine Mentorin gewinnen können. So werden Träume Wirklichkeit.

Jede Zielvorstellung, die Sie Ihrem Unterbewusstsein eingeben, sowie jeder konkrete Plan, den Sie zu deren Verwirklichung ausarbeiten, sorgt unbemerkt dafür, dass Ihr ganzes Denken und Handeln davon bestimmt wird und Sie jede Chance erkennen, die sich Ihnen bietet. Auf Ihrem Weg zum Ziel wird sich immer »zufällig« genau das ereignen, was Ihnen im Moment weiterhilft. Sei es ein gutes Buch über Bewegung oder über Ernährung, das Ihnen in die Hände fällt, oder ein Seminar über gute Anti-Aging-Strategien, das in Ihrer Nähe angeboten wird; oder Sie lernen Menschen kennen, die bereits dort stehen, wo Sie selbst hinwollen. Es gilt nur noch bewusst und wachsam zu sein und den Samen, den Sie (in Ihr Unterbewusstsein) gelegt haben, als reife Frucht zu erkennen und zu pflücken.

Die Macht der Gedanken und der Suggestion auf dem Weg zum Erfolg wird oftmals unterschätzt.

Ich möchte Sie ermutigen, sich an Vorbildern zu orientieren, ihre Biografien zu lesen, ihre Ernährungsphilosophien und Denkweise zu studieren und ihre Strategien zu übernehmen, wenn sie Ihnen auf Ihrem Weg nützlich zu sein scheinen. Elegant ausgedrückt, nennt man das »modellieren«. Oder Sie suchen sich einen Coach, der Sie darin unterstützt, neue Lebenspläne zu entwickeln. Und lassen Sie sich nicht entmutigen, wenn das versprochene Coaching einmal nicht hält, was es verspricht. Suchen Sie neue Menschen, an denen Sie wachsen können und die Sie auf Ihrem Weg vom Traum zur Wirklichkeit unterstützen. So habe ich es auch gemacht!

Ach ja, bevor ich es vergesse: Wenn Sie jetzt glauben, mit dieser Methode andere Menschen manipulieren zu können, vergessen Sie's. Das funktioniert nicht. Damit meine ich, dass der flotte Typ mit dem schicken Jaguar sich jetzt nicht unbedingt in Sie verlieben wird, wenn Sie sich in ihn verguckt haben. So funktioniert's nicht, Gott sei Dank. Stellen Sie sich mal vor, der schmuddlige, dickbäuchige Nachbar von nebenan hätte ein Auge auf Sie geworfen!

Man muss sich auf eine *Sache* konzentrieren. Wie in meinem Fall also auf das Bestehen der Prüfung, den Erhalt des Stipendiums oder auf das Mentoring.

Ein neuer Blickwinkel
Träumen Sie sich zur Wirklichkeit!

Seien Sie größenwahnsinnig

Um Sie vom Traum zur Wirklichkeit zu führen, müssen Sie Ihren Fantasiemuskel – Ihre Vorstellungskraft – stärken.

Machen Sie sich mit mir zusammen auf die *Reise* und stellen Sie sich als erstes vor, dass Ihnen eine glitzernde Glasamphore überreicht wird. Kristallblaue Flüssigkeit ist darin enthalten. Sie setzen diese Flüssigkeit an Ihre Lippen und trinken in langsamen Schlucken dieses seltsame Elixier. Augenblicklich vollzieht sich in Ihrem Inneren und Äußeren eine unglaubliche Wandlung. Gesichts- und Halsfalten glätten sich. Das Haar wird füllig und dicht. Bauch, Brustkorb und Po straffen sich. Ihr ganzer Körper wird von einer Woge aus Energie und Vitalität überflutet ...

Ein schöner Traum! Leider nur ein Traum. Denn es gibt keine Flüssigkeit, die Sie in Sekundenschnelle zurück in die Jugend bringt. Das zu glauben, wäre vermessen. Und doch möchte ich, dass Sie vermessen, ja, größenwahnsinnig sind! Ich möchte, dass Sie sich täglich so sehen: glatte Gesichtshaut, straffer Bauch, Brustkorb und Po. Sie sollen spüren, dass Sie voller Energie und Vitalität sind. Das können Sie lernen. Das ist ein wichtiger Teil der MB-Methode – die mentale und emotionale bildhafte Vorstellung.

Wenn Sie sagen: »Tut mir Leid, das kann ich mir beim besten Willen nicht vorstellen«, kann es sein, dass Ihre Vorstellungskraft etwas verkümmert ist. Sie könnten natürlich Ihrer Vorstellungskraft auf die Sprünge helfen, zum Beispiel wenn Sie die oben genannte Szene mit dem Lebenselixier in dem Film »Der Tod steht dir gut« mit Meryl Streep sehen könnten. Das ist aber nicht nötig. Sie sollen ja Ihren eigenen Film drehen.

Bleiben Sie dran, klappen Sie das Buch jetzt nicht entmutigt zu. Sie kriegen das schon hin!

Wenn es Ihnen nicht gleich gelingt, ist das normal. Unser Körper und unser Geist leben nach dem Prinzip »Benutz es« oder »Verlier es«. Manche Sätze hören sich im Englischen einfach besser an: »Use it – or lose it.« Wenn Sie Ihre Muskeln nicht mehr bewegen, werden sie immer weiter abgebaut. Stellen Sie sich vor, Sie gipsen Ihren Arm ein. Sie wissen, wie der nach sechs Wochen aussieht...? Schmächtig, ja direkt erbärmlich! Wenn Sie Ihr Gehirn nicht mehr anstrengen und nur noch vorgekaute Daten verarbeiten, werden Sie geistig träge und die einfachsten Rechenaufgaben erscheinen Ihnen so kompliziert wie die Relativitätstheorie.

Alles ist trainierbar. Unsere Fähigkeiten gehen nicht verloren, auch wenn sie vorübergehend nicht genutzt werden. Auch der vom Gips befreite Arm kann wieder trainiert werden und dann noch stärker werden als zuvor.

Wir müssen unsere Fantasie entwickeln, weil sie zur Verwirklichung unseres Zieles, sich das Altern abzugewöhnen, unabdingbar ist. Gerade dieser Fähigkeit – unserer Fantasie – bedürfen wir besonders häufig. Denn was wir uns in unserer Fantasie vorstellen können, können wir auch vollbringen. Deshalb ist es wichtig, dass Sie sich darauf konzentrieren. Die Umwandlung in die konkrete Realität erfordert die Entwicklung eines bestimmten Planes. Diese Pläne müssen mit Hilfe der Fantasie entworfen und ausgestaltet werden.

Das, was Sie gleich lesen werden, ist ein ganz wichtiger Schritt in Bezug auf die Realisierung Ihrer Träume. Wenn Sie einfach nur weiterlesen und nichts tun, wird sich nichts in Ihrem Leben verändern.

Ich bitte Sie jetzt, tief durchzuatmen und sich von jeglicher Beschränkung durch die Zeit zu lösen. Nehmen Sie sich etwas zum Schreiben und Papier. Gehen Sie in die Zukunft. Planen Sie einen Tag in Ihrem Leben in zehn Jahren. Egal, ob Sie jetzt 70, 80 oder 90 Jahre alt sind, planen Sie einen Tag in zehn Jahren. Beginnen Sie damit, wie Sie morgens aufstehen. Schreiben Sie auf, wo Sie sich befinden. In welcher Umgebung? Im Gebirge oder am Meer? Sehen Sie sich dort, wo Sie gerne sein wollen.

Bitte beschränken Sie sich nicht. Seien Sie bitte jetzt einmal bewusst größenwahnsinnig! Anders kann ich es nicht nennen.

Schreiben Sie alles auf, was für Sie der ideale Tag wäre. Beschreiben Sie genau, wie Sie aussehen, wie viel Sie wiegen, wie Ihre Figur ist. Wie Sie leben. Alleine oder mit Partner oder in einer Gemeinschaft. Schmücken Sie diesen Tag aus, mit allem, was Ihr Herz begehrt. Machen Sie einen Film daraus. Die Beschreibung Ihres Tages endet damit, dass Sie einen erfolgreichen Tag glücklich und zufrieden beschließen.

Nehmen Sie sich für diese Arbeit Zeit. Es kann Stunden dauern, bis Sie fertig sind. Machen Sie diese Arbeit, wenn Sie alleine und ungestört sind. Planen Sie in Ruhe Ihren idealen Tag – in einer idealen Umgebung, in einem idealen Leben. Planen Sie Ihre Zukunft ohne all die düsteren Erwartungen, die Sie sonst mit dem Altern verbunden hätten.

Vielleicht ist das hier jetzt auch der richtige Zeitpunkt, Ihnen zu sagen, dass ich Sie in keinen Jugendwahn treiben will; oder einem neuen Jugendkult frönen will. Nein, das ist nicht mein Ziel. Ich möchte allerdings die Erwartung und die Einstellung, die Sie gegenüber dem Altern haben, verändern. Egal, was wir tun, die Zeit vergeht – das können wir nicht ändern. Jugendlich sein bedeutet nicht, dass wir nicht älter werden oder nicht älter werden dürfen. Aber wir haben die Chance, die typische Abwärtsspirale mit Krankheit und Verfall aufzuhalten, wenn wir uns mental und emotional mit unserem Körper und Geist befassen. Jugendlich sein bedeutet, ein inneres Lebensgefühl, eine innere Freude in sich zu tragen. Jugendlich sein ist nicht festgemacht an der Zahl Ihrer Lebensjahre.

Jetzt zurück zu Ihrem idealen Tag in zehn Jahren. Ich möchte Ihnen ein Beispiel geben, wie so ein Tag aussehen könnte:
Sie verlassen etwas früher als sonst Ihre Wirkungsstätte – das kann ein Büro, ein Atelier, ein Geschäft oder ein Garten sein. Sie freuen sich auf alles, was der Tag Ihnen bringen wird. Erst treffen Sie sich mit der gesamten Familie zu einem gemeinsamen Mittagessen. Sie haben Ihren Enkeln versprochen, am Nachmittag mit ihnen zusammen ein Rollerblades-Wettrennen im Park zu veranstalten. Den Abend und die Nacht verbringen Sie alleine mit Ihrem Lebenspartner in dem kuscheligen kleinen Hotel, in dem Sie vor vielen Jahren eine berauschende Liebesnacht hatten. Ja, Sie sind voller Erwartung auf diesen Tag. Sie feiern heute Ihren 90. Geburtstag ...
Sie müssen alles nur noch mehr ausschmücken, aber so könnte zum Beispiel Ihr idealer Tag aussehen.

Es sollte Ihnen in Fleisch und Blut übergehen, sich täglich den genauen Ablauf Ihres idealen Tages vorzustellen. Es sollte zu Ihrem Leben gehören wie Aufstehen und Schlafengehen. Sie geben Ihrem Gehirn damit klare Anweisungen. Ihr Unterbewusstsein steuert Ihre Gedanken und Handlungen so, dass Sie genau die Erlebnisse haben können, die Sie sich wünschen. Außerdem hören Sie auf, sich mit dem Alter zu befassen; in Ihren Kopf ziehen junge, lebendige Gedanken ein.

Ich gehe davon aus, dass Sie sich an Ihrem idealen Tag voller Energie und Vitalität sehen. Mit aufrechtem, selbstbewusstem Gang, strahlenden Augen. Ihr Körper ist selbstverständlich fest, straff, elastisch, formschön und voller Spannkraft. Natürlich haben Sie eine ungeheure charismatische Ausstrahlung ...
Falls nicht, ändern Sie es um. Ich möchte Sie hier noch einmal daran erinnern, dass die inneren Bilder, die wir mit uns herumtragen, wie ein Aktivator auf unsere Organe bzw. auf unsere Körperchemie wirken. Bedenken Sie, dass unser Geist mit unserem Körper ständig in Verbindung steht. Jeder Gedanke, jedes Gefühl wird von einer chemischen Reaktion begleitet.

Anstatt sich abends im Bett mit belastenden Bildern des vergangenen Tages zu beschäftigen oder sich schon den nächsten Tag mit ordentlich viel Müh und Plag vorzustellen, erschaffen Sie sich lieber einen völlig neuen und andersartigen Tag. Sehen Sie sich an Ihrem idealen Tag – in der etwas ferneren Zukunft – voller Power und Energie.

Ihr Unterbewusstsein braucht Bilder, damit sich die ihm übermittelte Botschaft verfestigen kann. Wir können diesen Effekt noch verstärken, indem Sie die richtigen Bilder von außen nach innen schicken und dabei noch freudige Emotionen wecken. Eine selbstentworfene Collage wird Sie dabei unterstützen. Eine Collage ist ein zusammengesetztes Bild – aus ausgeschnittenen und aufgeklebten Fotos, Bildern oder Zeitungsausschnitten. Dieses Bild erhält alles, was Ihnen wichtig ist: Ihr gesunder Körper, Ihr Zuhause, eine Liebesbeziehung oder eine Familie, finanzielle Sicherheit, eine erfüllende, kreative Tätigkeit etc. Schneiden Sie Bilder, Worte oder ganze Sätze aus Zeitschriften aus und kleben Sie diese Ausschnitte auf den Bogen, sodass ein Gesamtbild daraus entsteht.

Wenn Ihre Figur im Moment nicht Ihren Idealen entspricht, dann suchen Sie sich einen gut gebauten Menschen aus einem Katalog oder einer Modezeitschrift heraus und setzen Sie Ihren Kopf darauf. Vielleicht kennen Sie jemanden, der Passbilder von Ihnen einscannen und sie in verschiedenen Größen mit einem Farbdrucker ausdruckt. Sie sollten so oft wie möglich und in verschiedenen Posen auf Ihrem Bild zu sehen sein. Wünschen Sie sich eine Partnerschaft? Suchen Sie sich ein Liebespaar aus und versehen Sie den Kopf der Frau oder des Mannes mit Ihrem Kopf. Vielleicht wünschen Sie sich ja auch ideelle Dinge wie Weisheit, Gelassenheit oder Kraft. Sie können diese Worte, mit schönen Buchstaben auf besonderes Geschenkpapier geklebt, in Ihr Lebensbild einbringen.

Das ist eine kreative Arbeit und wird Ihnen sehr viel Spaß machen. Wenn Sie dieses Bild anschauen und sich unendlich gut dabei fühlen, dann haben Sie die richtige Wahl getroffen. Sie sollten ein überwältigendes Lebensgefühl in sich verspüren.
Der Anblick Ihres Lebensbildes wird ungeheure Energien in Ihnen freisetzen. Begrenzen Sie sich nicht, aber passen Sie auf, dass Sie auch wirklich alles wollen, was Sie sich in Ihrem Lebensbild wünschen.

Bodo Schäfer – einst stark verschuldet, heute mehrfacher Millionär – schreibt in seinem Buch »Der Weg zur finanziellen

Freiheit«: »*Ich möchte Sie warnen: Ich habe heute genau das, was ich mir vor zehn Jahren vorgestellt habe. Es schien damals ein Wunder. Ich habe heute nicht weniger, als ich mir damals gewünscht habe. Ich weiß also, dass es funktioniert. Ich habe aber auch nicht mehr.*«

Ein neuer Blickwinkel
Bescheidenheit ist nicht angebracht.
Sondern zu vermeiden.

KAPITEL 3
Die Macht der Gedanken

Bewusstes Denken

Wir begreifen immer mehr, dass unser Körper bestimmte Nährstoffe braucht, um gesund bleiben zu können, ja, wir wissen, welche Ernährung uns gut tut und welche uns schadet! Doch wie sieht es mit unserer geistigen Ernährung aus? Ist das, was Sie denken, aufbauend? Bringt es Sie weiter im Leben? Dient es Ihrem Ziel, gesund, vital und ohne hässliche, krank machende Nebenerscheinungen die kommenden Jahre zu verbringen?

Ein guter Freund hat mir neulich beim Mittagessen erzählt, dass seine Nachbarin bald ihren 50. Geburtstag »feiern« wird. Wissen Sie, was sie darüber denkt? »Ab 50 höre ich auf, Frau zu sein.«

Ist solch eine Vorstellung nicht niederschmetternd? Was ist das für eine Art zu denken!

Es ist schon traurig genug, dass wir tagtäglich von außen mit schlechten Nachrichten über Mord, Folter, Betrug, Ungerechtigkeiten oder andere schlimme Schicksalsschläge überflutet werden – sei es durch die Zeitung, durch Radio oder Fernsehen. Auch wenn wir nicht bewusst zuhören oder lesen, sinken viele dieser Informationen in unser Unterbewusstsein ab und arbeiten mehr oder weniger dort weiter. Wir füttern unser Gehirn regelrecht mit geistigem Müll, ohne an die Konsequenzen zu denken. Gott sei Dank haben wir die Möglichkeit, uns dieses geistigen Abfalls zu erwehren, der von außen auf uns eindringt, indem wir Radio und Fernseher ausschalten.

Aber sich die schlimmsten »Nachrichten« direkt und persönlich einzuverleiben, indem ich meinen Körper mit meinen negativen Gedanken impfe, grenzt direkt schon an Körperverletzung. Zu denken »ab 50 bin ich keine Frau mehr« erzeugt Resignation und Freudlosigkeit und fördert den Alterungsprozess – und zwar ganz besonders stark, weil hier auch noch Emotionen eine Rolle spielen. Sie wissen ja, dass Emotionen wie ein Aktivator auf unser inneres Geschehen wirken. Leider gibt es keinen Schalter in unserem Kopf, den wir so einfach wie das Radio oder Fernsehen ausschalten können, damit so ein blödsinniger Gedanke einfach nie wieder in das Innere unseres Körpers dringt und auf Verwirklichung wartet.

Es bedarf der Bewusstseinsmachung, was durch solch ein Denken alles im Körper ausgelöst wird – und der Kontrolle unserer Gedanken!

Ein Arzt, der in Candace Perts Buch zitiert wird, sieht das so: *»Der Körper wird zum Schauplatz für die Kriegsspiele des Geistes. All die ungelösten Gedanken und Gefühle und alles Negative tritt in unserem Körper in Erscheinung und macht uns krank.«* Oder wie im Fall der Nachbarin unter Umständen alt, hässlich, unattraktiv, unscheinbar – wenn sie ihre Gedanken beibehält.

Das Leben ist eine sich selbst erfüllende Prophezeiung. Wir bekommen nicht nur das, was wir uns wünschen, sondern

94

auch das, was wir befürchten. Wenn Sie denken: »Es steht mir nicht zu«, werden Sie es höchstwahrscheinlich auch nicht bekommen. Wenn Sie das Leben als Kampf ansehen, werden Sie ständig gefordert und werden kämpfen müssen. Wenn Sie sagen: »Ich habe nie Glück«, dann werden Sie vom Pech verfolgt, dann stimmt das auch! Wenn Sie sagen: »Ich kann nicht«, dann ist es für Sie unmöglich. Sind Sie der Meinung, eine Sache sei schwierig, wird es auch so sein. Menschen, die nur auf das Negative im Leben fixiert sind, ziehen es wie ein Magnet an und sind bass erstaunt, was ihnen alles so widerfährt. Sie sagen dann voller Überzeugung: »Siehst du, ich habe es doch gewusst, wenn einer Pech hat, dann hat er kein Glück.«

Wir schaffen uns unsere eigene Wirklichkeit mit unserem Denken. Machen Sie sich klar, dass das, was sich in Ihrem Innern an Gedanken breitmacht, sich auch verwirklicht. Letztendlich sind wir das, was wir denken.

Wir Menschen sind in unserer Struktur einzigartig. Wir haben die Fähigkeit zu denken. Und diese Fähigkeit gibt uns die Chance, in unser Schicksal einzugreifen – ja, sich sogar ein anderes, neues Schicksal zu schaffen.

Im Universum ist alles Energie. Auch wir Menschen sind ein Energiesystem. Gedanken sind Energien. Diese Energie tragen wir in uns, sie wirkt sich auf unser Verhalten aus – und auf unser Umfeld. Wenn Sie zum Beispiel morgens stinksauer das Haus verlassen, jeden Autofahrer vor Ihnen mit der Lichthupe grüßen, Ihre Arbeitskollegen keines Blickes würdigen, können Sie sich vorstellen, wie Ihre Energien auf andere wirken und was Sie davon wieder zurückkriegen.

Empfinden Sie sich mit 50 Jahren – wie am Beispiel dieser Nachbarin gezeigt – als unweiblich, unattraktiv und wertlos, werden Sie sich in Ihrer Haut nicht wohl fühlen. Sie werden den Blick der anderen meiden und versuchen, nicht aufzufallen. Neid wird von Ihnen Besitz ergreifen auf jeden und alles, was attraktiv und lebendig ist. Ihr Gesichtsausdruck, Ihre Haltung, ja Ihr ganzes nonverbales Verhalten wird dadurch geprägt und Ihr Gegenüber wird es merken. Sie werden linkisch und verschlossen wirken. Die anderen werden sich in Ihrer Gegenwart nicht wohl fühlen und man wird Ihre Nähe meiden.

Sie sehen, die Energie Ihrer Gedanken wirkt auch ohne Worte. Gedanken sind Energie und kein Gedanke kommt zurück, ohne etwas bewirkt zu haben. Da können Sie sicher sein!

Ich kann es gar nicht oft genug wiederholen: Jeder Gedanke, jeder Glaube, jedes innere Bild, das Sie in sich tragen, wird überwacht, wird abgehört. Ihr Immunsystem beobachtet, hört und fühlt! Üben Sie Ihre Vorstellungskraft und stellen Sie sich bildlich vor, dass es überall in Ihrem Körper kleine Empfangsstationen gibt, die rund um die Uhr ihre Antennen auf »Aufnahme« geschaltet haben und sofort alle Gedanken in Impulse verwandeln und diese sofort über kleine, pfeilschnelle Boten an alle Körperorgane schicken, die sich sofort dementsprechend verändern. Oder erinnern wir uns an die Worte von Dr. Chopra, der sagt: »*Das Immunsystem ist ein ständiger Belauscher unseres inneren Dialogs.*«

»*Ich weiß, dass ich durch mein alltägliches Denken ständig unbewusst in das System eingreife, oft auch zum Schaden des Systems*«, so die Worte von Candace Pert. Sie meint: »*Deshalb kann ich beschließen, dass damit nun Schluss sein soll, ich kann vorsätzlich eingreifen.«* Das sind die Worte einer anerkannten Wissenschaftlerin.

Wie viel von dem, was Sie denken, ist aufbauend und dient Ihrem Körper und Ihrem allgemeinen Wohlbefinden? Wie viel von dem, was Sie denken, greift in Ihr Körpersystem ein und schadet Ihnen?

Um sich ein positives Lebensgefühl und Jugendlichkeit zu bewahren, muss man seine Gedankenprozesse so ändern, dass sich die Gedanken ausschließlich auf das konzentrieren, was wir wollen: Jugendlichkeit, Gesundheit, Vitalität, Charisma, ein positives, starkes Lebensgefühl! Die Ausstrahlung eines Menschen ist das direkte Ergebnis der Art seiner Gedanken. Bewirken Sie eine Veränderung in der Qualität Ihrer Gedanken! Anstatt allzu viel darüber nachzudenken, was Sie künftig nicht mehr haben könnten oder was Ihnen fehlen wird, sollten Sie eine positive Veränderung Ihrer Gedanken herbeiführen. Sie können denken: »Ab 50 ist das Leben gelaufen«, oder Sie denken: »Jetzt starte ich voll durch.« Bedenken Sie, dass sich in jeder Sekunde Ihre Körperzellen erneuern – im Grunde genommen sind Sie zeitlos.

Eine optimistische Grundhaltung wird in Ihnen auf Dauer ein altersloses, zeitloses Lebensgefühl erzeugen. Garantiert! Sie können die Art und Weise, wie sich das Alter Ihnen gegenüber verhält, ganz einfach dadurch verändern, indem Sie verändern, *was* und *wie* Sie über das Alter denken. Das alles sind wichtige Schritte auf dem Weg, sich das Altern abzugewöhnen.

Ein neuer Blickwinkel
Sie können natürlich denken, was Sie wollen –
Sie müssen nur die Konsequenz dafür tragen!

Gedankenkontrolle

Jetzt wissen Sie, dass jeder Gedanke, jedes Gefühl und jeder geistige Zustand von einer Schwingung oder Energie begleitet wird. Diese Schwingung oder Energie, die wir mit unseren Gedanken aussenden, wird an unsere Umgebung übertragen – wie die warme Luft von einem heißen Ofen.

Aus der Physik wissen wir, dass keine Energie verloren geht. Jeder Gedanke, den Sie aussenden, produziert Energie. Und diese Energie geht nicht verloren – sie kommt sogar zu Ihnen zurück. Denken Sie an das Prinzip von Ursache und Wirkung. Jeder Gedanke, den wir haben, jede Handlung, jede Tat hat eine Wirkung, sowohl direkt als auch indirekt. Wir sind die Verursacher und dürfen uns an der Wirkung erfreuen – oder müssen sie in Kauf nehmen. Ihre Gedanken sind wie ein Bumerang, den Sie weit von sich werfen. Auf seinem Flug erzeugt er Schwingungen und Energie. Und er kommt todsicher zu Ihnen zurück. Sie sind sozusagen Sender und Empfänger.

Denken Sie an den vorher geschilderten Ausspruch mit der Nachbarin meines Freundes. Sie ist Sender und Empfänger zugleich. Je stärker der Gedanke, je stärker die Energie, umso besser der Empfang. Den Rest können Sie sich denken, was mit der »Jetzt-noch-Frau« nach ihrem 50sten Geburtstag passieren wird.

Die Konsequenz ist so dramatisch, dass wir uns sehr genau bewusst sein müssen, was wir den lieben langen Tag so denken! Welche Energien wir wohl produzieren? Energien, die uns jung, alt, gesund, krank, optimistisch oder lebensbejahend erhalten oder werden lassen?

Überlegen Sie mal: Was haben Sie vor einer halben Stunde gedacht? Sehr wahrscheinlich wissen Sie es nicht mehr, denn meistens denken wir unbewusst. Unser Denken läuft automatisch ab, ohne dass wir uns im wahrsten Sinne des Wortes »etwas dabei denken«. Das Fatale daran ist aber, dass Gedanken – und seien sie noch so unbewusst – als intensive Kraft in uns wirken. Lassen Sie einmal das letzte halbe Jahr bewusst vor Ihrem inneren Auge Revue passieren. Was ist Ihnen alles so widerfahren? Beruflich, privat? Mit welchem Gedankengut haben Sie Ihren Geist gefüttert? Haben Sie irgendeine geistige Nahrung ständig »wiedergekaut«?

Waren Ihre Gedankeninhalte ängstlich, pessimistisch, besorgt oder traurig, werden Sie wohl kaum sechs Monate voller Fröhlichkeit, guter Laune, Optimismus und Lebenslust verbracht haben! Oder?

Was wollen Sie also im Leben erhalten? Wollen Sie ein erfülltes Leben, voller Gesundheit, Glück und Wohlstand? Dann denken Sie daran und wünschen Sie es sich selbst und jedem anderen. Geben Sie Positives und Sie werden Positives zurückbekommen. Nicht umsonst spenden die meisten wohlhabenden Leute jährlich etwa 10% ihres Vermögens. Es ist für sie fast zu einem Lebensgesetz geworden. Und sie stellen fest: es kommt zu ihnen zurück. Das Vermögen vermehrt sich weiter auf wundersame Weise.

Alles hat seinen Ursprung in unserem Denken, mit unserem Denken erschaffen wir unsere Realität. Das, was Sie in der Vergangenheit gedacht haben, ist das, was Sie jetzt haben. Ihre Zukunft hängt von dem ab, was Sie jetzt denken. Sie legen mit Ihren Gedanken den Samen in die fruchtbare Erde Ihres Unterbewusstseins und ernten, was Sie säen. Also seien Sie achtsam in dem, was Sie denken! Kontrollieren Sie Ihre Gedanken!

- Denken wir ständig an Krankheit, dann »züchten« wir sie heran!

- Denken wir ständig ans Altern, dann wächst das Starre und wir bekommen verschiedene Altersleiden!

- Konzentrieren wir uns aufs Jungbleiben, dann nimmt die Lebendigkeit in uns zu. Die Starre weicht!

- Wenn wir uns auf unsere Gesundheit konzentrieren, dann »wächst« sie in uns!

Wenn wir aufhören, »Gott und die Welt« für das verantwortlich zu machen, was mit uns passiert, und wenn wir endlich einsehen, dass wir unsere Lebensumstände größtenteils selbst bestimmen, dann können wir in unser Schicksal eingreifen. Indem wir bewusst unsere Gedanken kontrollieren.

Sind Sie bereit für den nächsten Schritt?
Ich hoffe, dass Sie jetzt voller Enthusiasmus und Neugierde fragen: »Und wie kann ich meine Gedanken kontrollieren?«
Indem Sie das Wort »Gedankenkontrolle« zu Ihrem Mantra, Ihrer Beschwörungsformel machen. Kleben Sie Zettel mit diesem Wort überall in der Wohnung hin. Am Badezimmerspiegel, am

Kühlschrank, am Bett, auf das Telefon, an die Türen. An Ihren PC und in Ihren Terminplaner. An das Armaturenbrett Ihres Autos.

Jedes Mal, wenn Sie diesen Zettel lesen, überlegen Sie, was Sie gerade gedacht haben. Wenn es Ihnen nicht gefällt, sagen Sie innerlich STOPP. Wandeln Sie diesen Gedanken um, bis er Ihnen gefällt – in dem Bewusstsein, dass Sie damit eine Botschaft an Ihre Zellen schicken. Stellen Sie sich vor, da sitzen 70 Billionen kleine Zellen in Ihrem Körper und spitzen die Ohren bei allem, was Sie so stumm vor sich hin plappern. Wenn Sie sich zum Beispiel überlegen, ob Sie abends noch mit Ihren Freunden um die Häuser ziehen sollen, und der Gedanke auftaucht: »Ich bin zu alt dazu«, sagen Sie sofort HALT! Rufen Sie innerlich Ihren kleinen Zellen mit den großen Ohren zu: »Halt, stopp, Kommando zurück: ›Ich bin zu müde dazu‹.« Sie werden nicht nur bei der Vorstellung lächeln müssen, wie die vielen kleinen Zellen ihre Lauscher spitzen, Sie werden sich auch gleich viel wohler fühlen. Denn die letzte Aussage hat eine ganz andere Qualität als die erste. Entlassen Sie alle »Altersgedanken« aus Ihrem Kopf. Sie sind so jung, wie Sie sich denken.

Wenn Sie das Wort »Gedankenkontrolle« nicht mehr aus Ihrem Bewusstsein entlassen, werden Sie sehr sensibel dafür werden, von welcher Art Ihre Gedanken sind. Sie werden bewusster, ohne dass Sie »bewusst nachdenken« müssen. Auch dafür, was andere Leute sagen. Vieles wird Sie amüsieren, anderes wiederum erschrecken, was die Leute so tagtäglich von sich geben. Sei es im Supermarkt in der Warteschlange, in der S-Bahn, am Arbeitsplatz. Ob es sich um Sätze wie »Ich glaube, ich werde krank« oder um den neusten Tratsch über jemanden handelt. Überall schwirren die Gedankenenergien wie Bumerangs in der Luft und warten nur darauf, zu ihren Sendern zurückzukehren in Form von sich selbst erfüllenden Prophezeiungen.

Die kommenden Jahre können wunderschön – oder die Hölle sein, wenn wir nicht bewusst eingreifen und über unsere Einstellung gegenüber dem Altern nachdenken.

Einige der Sätze, die Sie hier im Buch bereits gelesen haben und diejenigen, die Sie an jedem Kapitelende finden, sollen unsere neue Sichtweise über das Alter unterstützen, sie sollten in Ihrem neuen Gedankengut vorhanden sein. Bleiben Sie »dran«, sprechen Sie sich diese Sätze immer mal wieder vor. Wenn Sie Ihr Unterbewusstsein mit diesem neuen Gedankenmaterial füttern, wird es irgendwann zu Ihrer Überzeugung werden. Vor allem wird das alte Programm, das Sie momentan unbewusst altern lässt, aufgebrochen. Diese neuen Überzeugungen werden von Ihren kleinen Freunden, den Zellen, als neues Programm verstanden.

Wenn Ihnen durch die praktizierte Gedankenkontrolle bewusst geworden ist, was Sie und andere denken, beginnen Sie dann damit, sich eigene Sätze zu erarbeiten, die Sie ein ganzes Stück in die richtige Richtung weiterbringen. Ich selbst habe mir Sätze erarbeitet, die zu meinen Plänen und zu meinen Lebenszielen passen. Jeden Tag wähle ich einen Satz aus, der mein Tagesgedanke ist.

Wenn Sie nun Ihre Klebezettel sehen oder sonstige Gegenstände, die Sie an das Wort »Gedankenkontrolle« erinnern, denken Sie an *Ihren* Tagesgedanken. Immer wieder und immer wieder. Bedenken Sie, dass oft wiederholte Gedanken zu einer Überzeugung werden und dass jeder Ihrer Gedanken Ihre Körperchemie beeinflusst.

Ihre neuen Gedanken ergeben sich aus Ihrer jetzigen Lebenssituation und Ihren künftigen Zielen, die Sie sich mittels schriftlicher und bildlicher Darstellung erarbeiten, wie ich es Ihnen in dem Abschnitt »Seien Sie größenwahnsinnig« vorgeschlagen habe.

Da ich Sie nicht kenne, kann ich Ihnen dazu keine vorgefertigten Sätze vorgeben. Jeder von uns ist anders. Sie sind anders als ich – also passen meine Sätze nicht unbedingt zu Ihnen.

Die erste Arbeit in meinen Seminaren besteht immer darin, sich die eigene Lebensvision und das dazugehörige Gedankengut zu erarbeiten. Natürlich stehe ich jedem mit Rat und Tat zur Seite, aber ich kann niemandem vorschreiben, wie und was er denken soll.

Viele Autoren schlagen Affirmationen in ihren Büchern vor, die mir schon beim Lesen eine Gänsehaut verursachen. Die neuen Gedanken müssen genauso zu Ihnen passen wie Ihre Fingerabdrücke. Und welche Fingerabdrücke von Fremden passen schon zu den eigenen?

Wenn Sie die Botschaft meines Buches verstanden haben, brauchen Sie keine vorgefertigten Sätze. Vertrauen Sie Ihrer Intuition – Sie brauchen keinen Vordenker. Nur Sie alleine können sich helfen. Lernen Sie Ihre Gedanken kennen, denn Ihre Gedanken beeinflussen alle Geschehnisse in Ihrem Leben. Nur Sie können Ihre Gedanken kontrollieren und beeinflussen. Wenn Sie sich besser verstehen möchten, brauchen Sie nur zu überlegen, in welcher Gedankenwelt Sie sich die letzten Jahre aufgehalten haben. Das Ergebnis erleben Sie heute in allen Details.

Um weitere Kenntnisse über die eigenen inneren Dialoge zu erhalten, sollte man sich auch die Bedeutung seiner Träume bewusst machen. In unseren Traumwelten begegnen wir uns selbst, unseren tief verwurzelten Ängsten, aber auch unseren geheimsten Wünschen und Hoffnungen. Wenn wir uns die Mühe machen, die Symbolik unserer Träume zu deuten, haben wir direkten Zugang zu unserem Innersten. Sich seiner Träume gewahr werden, bedeutet, das Gespräch zwischen Körper und Geist zu belauschen. Die dabei gewonnenen Erkenntnisse geben uns die Möglichkeit, einzugreifen und unser Verhalten zu ändern – bevor es negative Auswirkungen auf uns hat.

Sie müssen kein Psychoanalytiker sein, um Ihre Träume deuten zu können. Sollten Sie Probleme haben, sich an Ihre Träume zu erinnern, so können Sie Ihren »Traum-Erinnerungsmuskel« trainieren, indem Sie sich jeden Abend vor dem Einschlafen mehrmals sagen: »Ich werde mich an meine Träume erinnern.« Legen Sie sich außerdem ein Blatt Papier und einen Stift neben dem Bett zurecht. Wenn Sie davon überzeugt sind, dass Träume Ihnen helfen, sich selbst besser zu verstehen und Zugang zu Ihrem inneren Informationssystem zu finden, werden Sie sich bald ohne Mühe an Ihre Träume erinnern.

Bevor Sie nachts oder morgens so richtig hellwach werden, fragen Sie sich zuerst: »Was habe ich geträumt?« Schreiben Sie sich sofort Stichpunkte zu den einzelnen Träumen auf, bevor Sie Ihre Tagesarbeit beginnen. Legen Sie sich ein »Traumbuch« zu und halten Sie Ihre Träume mit Datum versehen in diesem Buch fest. Ziehen Sie auf einer Buchseite jeweils eine Trennlinie und schreiben Sie auf der linken Seite zuerst das Geträumte nieder – ohne es zu bewerten oder zu analysieren. Danach lesen Sie es in Ruhe durch und versuchen sich daran zu erinnern, was Sie dabei gefühlt haben. Ihre Gefühle schreiben Sie dann gegenüber auf die rechte Seite. So erhalten Sie Einblicke in Ihr Seelenleben und wissen, was Sie unbewusst beschäftigt.

Damit haben Sie die Möglichkeit, bewusst darauf einzugehen und auch negativen Entwicklungen rechtzeitig entgegenzusteuern.

Ein neuer Blickwinkel
Bewusstes Denken schafft mehr Lebensqualität.

Denken Sie grenzenlos

Ich möchte noch einmal kurz Ihren »Denkmuskel« aktivieren und Sie erinnern: Wenn wir wissen, dass wir Realität durch unser Denken, durch unsere inneren Bilder und unseren Glauben erschaffen, sollten wir unsere Denkprozesse sorgfältig überwachen. Ist doch klar, oder?
Was aber noch viel wichtiger ist: Wir sollten alle begrenzenden Denkmuster auflösen. Wenn Sie jetzt fragen, was denn begrenzende Denkmuster seien, wie wär's mit diesem Satz?
»Wenn ich 50 Jahre alt werde, höre ich auf, Frau zu sein.«

Na, wie wirkt dieser Satz jetzt auf Sie? Verpasst er Ihnen mittlerweile auch eine leichte Gänsehaut, weil Sie ja jetzt wissen, was alles bei solch einem Denken passiert? Mir hat er auf jeden Fall eine Gänsehaut beschert, als ich ihn das erste Mal gehört habe! Wenn es Ihnen jetzt genauso geht, dann herzlichen Glückwunsch. Dann haben Sie verstanden!

Ist das nicht ein unglaublich einschränkender Satz?! Als ob das eigentliche Leben schon vorbei wäre.

Wer ein befriedigendes, erfülltes, sinnvolles Leben führt, kommt gar nicht auf den Gedanken, sich mit solchen Etiketten zu versehen. Jegliche Lebenslust und jedes Selbstvertrauen wird im Keim ersticken, wenn wir uns einreden, ab einem bestimmten Alter müsste es »nun mal so sein« – weniger schön, weniger lustvoll, weniger spannend.

Sagen Sie niemals:
Wenn ich doch jünger wäre ...
Wenn ich doch nicht so alleine wäre ...
Wenn es sich doch noch lohnen würde ...
Wenn ich doch einen Partner hätte ...
Wenn ich doch nur gesund wäre ...
Wenn ich doch tun und lassen könnte, was ich wollte ...
Wenn ich doch genug Geld hätte ...
Wenn ich frei wäre ... und, und, und ...

Sie kennen doch das Sprichwort: »Wenn das Wörtchen ›wenn‹ nicht wär, dann wär...« Wenn Sie so denken, begrenzen Sie sich unglaublich. Sie wissen, Sie werden höchstwahrscheinlich genau das bekommen, was Sie glauben und denken.

Machen Sie sich dies noch einmal bewusst und vergegenwärtigen Sie sich die volle Bedeutung. Sie können denken, was Sie wollen. Sie können sich vorstellen, was Sie wollen. Sie können anstreben, was Sie wollen, ja, Sie können sogar – auch wenn es sich komisch anhört – wollen, was Sie wollen.

Allerdings geht das nicht ohne bewusstes Denken und nichts entzieht sich so sehr unserer Kontrolle wie unser Geist.

Sie kennen den Satz: »Die Gedanken sind frei.« Doch wenn wir ehrlich sind, heißt das bei vielen von uns: Die Gedanken denken, was sie wollen – und nicht, was ich will!

Wenn es Ihnen nicht gelingt, Herr in Ihrem eigenen Haus – Herr über Ihren Geist zu werden, werden Sie in sich, an sich und um sich nichts verändern. Sie werden immer der oder die bleiben, der oder die Sie sind, und Sie werden immer das haben, was Sie schon immer gehabt haben. Ihr Geist ist Ihr wichtigstes Instrument auf dem Weg zu einem zeitlosen Leben. Die Kontrolle Ihres Geistes ist schlichtweg eine Frage der Selbstdisziplin und der Gewohnheit. Entweder beherrschen Sie Ihren Geist oder er beherrscht Sie.

Jane Fonda hat einmal gesagt: »Disziplin bedeutet Freiheit.« Alleine schon beim Lesen dieses Satzes stand mir innerlich schon der Schweiß auf der Stirn angesichts der vorgestellten Schufterei. Ich dachte: »So ein Blödsinn.« Doch heute weiß ich: Sie hat Recht. Wer sich zu nichts aufraffen kann und alles schleifen lässt, wird zum Pingpong-Ball des Schicksals. Das hat mir meine eigene Erfahrung gezeigt und die meiner Klienten.

Jung, hübsch, blond, mit Ehemann in guter Position und süßer kleiner Tochter – trotzdem unglücklich – so saß eine Klientin vor mir. In ihrer Ehe kriselte es wegen ihrer überflüssigen Pfunde und ihrer mangelnden Begeisterung für das Leben. Der letzte Urlaub war für sie und ihren Mann zum Höllentrip geworden wegen ununterbrochenem Streit. Sie selbst beschrieb sich als ständig müde und lustlos. So oft sie konnte, legte sie sich tagsüber hin und versüßte sich das Leben mit Muffins und anderen »Leckereien«. Sie fragte mich, was sie denn noch vom Leben hätte, wenn sie auf das, was ihr Leben jetzt »versüßte«, auch noch verzichten müsste.

Das ist natürlich alles andere als Denken, das Grenzen sprengt! Trotzdem war sie bereit, an sich zu arbeiten.

Nach nur drei Monaten hatte sie sich einen neuen Körper über ihre veränderte Einstellung zu Ernährung und Bewegung geschaffen. Heute lacht sie über ihre Aussage von damals – sie ist aktiv, selbstbewusst, ständig unterwegs und voller Leben. Dank einer Disziplin, die ihr ungeheuer Spaß macht und zu ihrem Leben gehört wie Aufstehen und Schlafen. Sie hat sich befreit von lähmender Unlust und Müdigkeit und dem ständigen Thema »Essen« im Kopf. Und ihre Ehe funktioniert auch wieder.

Wann immer Sie mit der jetzigen Situation nicht zufrieden sind: Sie können sie ändern! Deshalb ist es so wichtig, sich zu überlegen, wie Sie in Zukunft leben wollen, was oder wer Sie in Zukunft sein wollen, ganz gleich, wer alles zu Ihnen sagt: »Das geht doch nicht, da bist du zu alt dazu.« Lassen Sie die anderen reden, wehren Sie sich gegen diese Einflüsterungen und verfallen Sie niemals in die gleiche Leier. Denken Sie niemals, Ihr Leben sei gelaufen! Denken Sie grenzenlos! Begrenzen Sie weder Ihr Handeln noch Ihren Wirkungsbereich durch die Anzahl Ihrer Lebensjahre.

> **Ein neuer Blickwinkel**
> Beherrschen Sie Ihren Geist. Verschließen Sie sich den Einflüsterungen von außen und innen. Und Sie werden gut durch die Jahre kommen.

Mein Alter? Welches denn?

Ich erlebe es immer wieder: die abwägenden Blicke. Das Taxieren von oben bis unten. Die fragenden Augen. Dann kommt endlich die befreiende Frage an mich: »Wie alt sind Sie eigentlich?« So erlebe ich es immer wieder bei meinen Vorträgen oder Seminaren. Ich kann mir nie ein Lächeln verkneifen und meine Antwort ist immer eine Gegenfrage: »Welches Alter denn?«

Ja, Alter ist nicht gleich Alter! Wir müssen unterscheiden zwischen chronologischem Alter, biologischem Alter und psychologischem Alter. Die Anzahl der Jahre, die Sie in Ihrem Körper gelebt oder verlebt haben (sorry!) hat wenig mit Ihrem Zustand zu tun. Ihr chronologisches Alter ist eine Konstante. Es besagt nichts anderes als das, wie alt Sie dem Kalender nach sind.

Und das biologische Alter? Ihr biologisches Alter ist eine veränderliche Größe. Ihr Körper wird biologisch jünger oder älter, je nachdem, wie Sie ihn behandeln. Unser Körper ist ein lebender plastischer Organismus. Sie können ihn formen, z. B. wenn Sie Ihre Muskeln trainieren.

Ihr Körper kann durch Ihr Verhalten in Bezug auf Essen, Trinken, Bewegung und Gedanken aus der Bahn geraten oder perfekt funktionieren. Sie selbst haben es in der Hand, Ihren eigenen Alterungsprozess zu beschleunigen, verlangsamen oder rückgängig zu machen.

Meiner Meinung nach ist das psychologische Alter am meisten beeinflussbar und für eine Umkehrung besonders geeignet. Das psychologische Alter ist unser Denken und Fühlen. Wenn wir die Rolle der Emotionen – d.h., was wir denken, verbunden mit den inneren Bildern – in uns erkennen, können wir über die Psyche das Gehirn davon abhalten, das zu tun, was es unbewusst tut. Wir können unserer Psyche neue Informationen geben, damit es das tut, was wir wollen. Wenn wir hier beginnen, bekämpfen wir den Alterungsprozess bereits an der Wurzel. Angst vor dem Altwerden und die entsprechenden Erwartungen verstärken die Alterssymptome noch mehr.

Vor kurzem habe ich zwei Männer kennen gelernt, die mir sehr deutlich gezeigt haben, dass man seinen Körper »beleben« oder »verleben« kann. Der eine, 58-jährig (die Ärzte würden seinen körperlichen Zustand als »altersentsprechend« beschreiben), zählt mit einem gewissen Glanz in den Augen seine zahlreichen Krankheiten auf. Bluthochdruck, hoher Cholesterinwert, Arteriosklerose und Bechterew. Die Gelenke seiner Knie knacken bei jeder Beugung, dass es einem die Gänsehaut den Rücken herunterjagt. Er zeigt voller Stolz die Handhabung seiner Atemmaske, die ihn nachts vor dem Stillstand seines Atems bewahrt – der so genannten Schlafapnoe. Seine zahlreichen Erkrankungen haben für ihn Vorteile. Sie helfen ihm, seinen ersehnten Ruhestand zu erreichen, denn seine Arbeit ist ihm längst zum täglichen Horrorszenario geworden.

Der andere Mann – von jugendlichem Temperament und charismatischer Ausstrahlung – verschwendet keinen Gedanken an Krankheit. Sein Blick in die Zukunft richtet sich darauf, körperlich und geistig gesund zu sein und zu bleiben. Er trainiert täglich seine Muskulatur mittels eines simplen Gummibandes und möchte in den kommenden Jahren weiterhin seine Hobbys wie Segeln und Skifahren ausüben. Da bleibt keine Zeit und kein Gedanken für Gebrechen und Altwerden. Nur der Blick in den Personalausweis würde Sie davon überzeugen, dass er tatsächlich »schon 63« ist.

Sie sehen, wie jeder von uns sein Alter selbst beeinflussen kann – allein schon durch eine bestimmte Geisteshaltung – und dass das chronologische Alter nichts mit Ihrem Wohlbefinden und Ihrem tatsächlichen Gesundheitszustand zu tun haben muss.

Am besten gewöhnen Sie sich ab, künftig Ihr Alter zu nennen. Sobald die Leute wissen, wie alt Sie sind, werden Sie abgestempelt. Ein klassisches, eindrucksvolles Beispiel ist mein eigenes Erlebnis, das ich mit dem Arzt hatte, der bei mir unbedingt – nachdem er mich nach meinem Alter gefragt hatte – eine Knochendichtemessung durchführen lassen wollte. Ich war fest davon überzeugt, dass ich sie nicht brauchte und der Arzt hatte mit seinen Vorhaltungen leider keinen Erfolg bei mir. Statt auf die körperlichen Fähigkeiten zu achten, wurde nur auf das chronologische Alter geschaut. Das ist nicht nur in der Medizin so – ob Sie sich für eine neue Arbeitsstelle interessieren, zum Optiker gehen oder ein Heiratsinstitut aufsuchen, sofort fragt man Sie nach Ihrem Alter. Dann werden Sie in eine Schublade eingeordnet, in der Sie dann für den Rest Ihres Lebens bleiben.

Wenn Sie künftig nach Ihrem Alter gefragt werden, sagen Sie schlicht und einfach: »Ich bin zeitlos«. Man hält Sie vielleicht für eitel oder glaubt, Sie leiden an Altersparanoia. Aber interessiert Sie das wirklich, was andere über Sie denken? Wir können nie verhindern, wie oder was die Mitmenschen über uns denken. Also, pfeifen Sie auf die Meinung anderer und machen Sie sich davon frei. (Mein chronologisches Alter nenne ich auf dem Buchumschlag nur auf Wunsch meiner Lektorin, die glaubt, dass es Sie, liebe Leser, doch interessiert.)

Sie sollten sich nur auf ein Alter festlegen – und zwar auf Ihr psychologisches. Dieses Alter, das Sie festlegen, teilen Sie niemandem mit – außer Ihren kleinen Freunden mit den großen Ohren – und zwar täglich, stündlich, minütlich. Wenn Sie vergessen haben, wer Ihre kleinen Freunde sind, blättern Sie zurück!

Auf die Sache mit dem Festlegen des psychologischen Alters kommen wir gleich ausführlich im nächsten Kapitel!

Leben Sie, ohne je wieder einen Gedanken daran zu verschwenden, wie alt Sie dem Kalender nach sind. Konzentrieren Sie sich nur noch auf Ihr psychologisches Alter. Das gibt Ihnen die Möglichkeit, nach achtzig, hundert oder noch mehr Jahren zeitlos zu bleiben.

Anstatt zu denken: »Ich werde alt«, denken Sie ab heute: »Mein Körper erneuert sich jede Sekunde. Ich bin zeitlos.«

> **Ein neuer Blickwinkel**
> Wer sich im Fühlen und Denken zum alten Eisen zählt,
> rostet schneller, als er glaubt.

Werden Sie zeitlos

Ich komme gerade von einer einwöchigen Besuchstour bei den Geschwistern meiner Mutter zurück. Alle sind über 70 Jahre alt und noch bei guter Gesundheit. Bei den vielen Gesprächen mit ihnen ist mir eins besonders aufgefallen: Für alle ist das Thema Zeit etwas Übermächtiges geworden. Mein Lieblingsonkel hat es auf den Punkt gebracht. Er meinte, in der Jugend sei für ihn die Zeit stillgestanden. Während der schweren Zeit seiner

Berufstätigkeit habe er immer auf das Wochenende gewartet, um sich zu erholen und seine Hobbys zu genießen. Die Zeit von Montag bis Freitag sei dahingeschlichen. Er wünschte sich damals nichts mehr, als mehr Zeit für sich zu haben. Und heute, da er alle Zeit der Welt habe, würde sie nur so dahinrasen.

Er sagte, er höre die Zeit in sich ticken, er empfände das wie Hammerschläge, die ihm mit jedem Schlag signalisierten: »Deine Zeit läuft ab«.
Und genau dieses Gefühl der rasenden, unaufhörlich davonjagenden Zeit müssen wir umwandeln in ein zeitloses Gefühl. Denn das Gefühl, dass die Zeit unaufhaltsam verrinnt, vielleicht noch durch die Angst vor dem Altern verstärkt, wandelt sich in eine Information an unsere Zellen um. Sie selbst schicken dann unaufhörlich Informationen an die Zellen, so, als würden Sie Ihre Zellen darauf programmieren, im Schnelldurchgang zu altern.

Auch hier bringt es Chopra auf den Punkt: »*Menschen, die dem Ticken der inneren Uhr nicht entkommen, spiegeln diesen Geisteszustand in ihrem Körper wider. Unsere Zellen passen sich unserer Zeitwahrnehmung an.*«

Der eine empfindet Zeitdruck als eine Bedrohung, der andere als eine Herausforderung. Es gibt Menschen, die blühen auf, werden aktiv und sprühen vor Energie, wenn sie unter Zeitdruck stehen. Dieses Phänomen habe ich bei einem meiner früheren Chefs erlebt. Vor großen Projekten erwachte er zu neuem Leben, während alle Mitarbeiter um ihn herum – einschließlich mir – das Gefühl hatten, kaum Luft zu bekommen und mit aller Anstrengung gegen das Chaos um uns und in uns ankämpften.

Wenn wir ständig gegen die Zeit ankämpfen und regelrecht unter Strom stehen, führt das zu unglaublichen negativen Veränderungen im Körper. Die Blutgefäße ziehen sich zusammen, der Blutdruck steigt, der Cholesterinspiegel erhöht sich. Menschen, die sich ständig unter Zeitdruck fühlen, werden sich früher oder später eine Menge gesundheitliche Probleme einhandeln, bis hin zu einem Herzinfarkt. `

Wissenschaftler haben ein hartherziges Experiment an einer Ratte durchgeführt. Sie wurde in ein Fass mit Wasser geworfen und dort für eine gewisse Zeit belassen. Die Ratte kämpfte um ihr Leben und versuchte, immer wieder Halt an dem glatten Rand des Fasses zu finden. Dieses Experiment wurde vielfach wiederholt über Wochen durchgeführt. Die Körperchemie der Ratte veränderte sich auf dramatische Weise. Die inneren Organe alterten im Zeitraffer-Tempo und die Ratte verendete in relativ kurzer Zeit.

Unser Alterungsprozess hängt davon ab, wie wir unsere Gedanken, Gefühle und Erfahrungen verwerten, denn wie bereits erwähnt, gibt es keine Einstellung oder Annahme, keinen Glauben oder Gedanken, der nicht von unserem Körper verarbeitet wird und unseren Alterungsprozess beschleunigen oder verlangsamen kann. Auch unsere Einstellung zur Zeit und unser Umgang mit ihr hat Einfluss auf unseren Alterungsprozess.
Ein weiterer wichtiger Schritt auf dem Weg, sich das Altern abzugewöhnen: zu lernen, nie mehr unter Zeitdruck zu stehen. Wir müssen unser Bewusstsein einsetzen und das Gefühl in uns erwecken, immer genügend Zeit zu unserer Verfügung zu haben. Wenn Sie hingegen das Gefühl haben, gegen den Strom der Zeit ankämpfen zu müssen und täglich sozusagen ums Überleben kämpfen, sehen Sie bald alt aus.

Durch unser Bewusstsein haben wir die Möglichkeit, die Zeit ganz anders wahrzunehmen. Wir können mit unserem Bewusstsein entscheiden, ob wir die Zeit zu unserem Freund oder Feind machen wollen.

Einstein spricht von einer subjektiven Zeit und brachte folgendes Beispiel: »Sitze man eine Minute auf einem heißen Ofen, so komme einem das wie eine Stunde vor, treffe man sich hingegen mit einer schönen Frau, so komme einem eine Stunde wie eine Minute vor.« Unser Zeitempfinden hängt also davon ab, wie wir die Zeit empfinden.
Langweilen wir uns, schleicht sie dahin. Stehen wir unter Zeitdruck, verrinnt sie uns zwischen den Fingern. Das schönste Zeitgefühl erleben wir, wenn wir verliebt sind. Dann steht die Zeit still. Ein herrlicher Zustand!
Wir können aber selbst entscheiden, wie wir die Zeit erleben. Die Zeit ist – ähnlich wie alle anderen Dinge, die von außen auf uns einwirken – lediglich ein Produkt unserer Wahrnehmung. Und damit können Sie Ihr Zeitempfinden ändern, indem Sie Ihre Wahrnehmung ändern.

Wie angenehm könnte das Leben meines Onkels sein: Er bräuchte sich nicht unter Zeitdruck zu fühlen und könnte aufblühen, trotz der Tatsache, dass die Anzahl der verbleibenden Lebensjahre schrumpft. Es ist Zeit zum Umdenken! Sich von nichts und niemandem unter Zeitdruck setzen zu lassen – auch nicht von dem Gefühl, wie im Falle meines Onkels, dass sich die Lebenszeit dem Ende zuneigt. All unsere Zellen sollten mit dem Gefühl getränkt sein, dass das Leben unendlich ist und keinem Verfallsdatum unterliegt. Die ständige Botschaft, die Zeit läuft ab oder sie zerrinnt unaufhaltsam zwischen den Fingern, beeinflusst unsere Zellen derart, dass sie schneller altern und eher sterben.

Wenn es uns gelingen würde, bewusst im Augenblick zu leben, anstatt ständig in der Vergangenheit zu weilen, wo alles so »schön und gut« war oder ständig in die Zukunft zu schauen, wo viele von uns – o Graus – Verfall, Krankheit und Tod erwarten, dann könnte ein zeitloses Lebensgefühl entstehen. Dieses zeitlose Lebensgefühl entsteht, wenn wir Ziele haben. Glücklich sind. Uns selbst akzeptieren. Wenn wir eine beglückende Aufgabe haben und sich das Gefühl in uns ausbreitet, unendlich Zeit zu haben.

Egal wie alt Sie sind, Sie sollten aus Ihrem Leben das Beste machen. Aktiv sein und bleiben und Ihr Dasein auf diesem Planeten als etwas Wunderschönes empfinden. Dann verliert die Zeit ihre Schrecken und die Furcht vor der zeitlichen Begrenzung der Lebenszeit vergeht.

Ein neuer Blickwinkel
Füllen Sie die Zeit mit gelebter Zeit.

Wieder wie ein junger Mensch denken

»O Gott, o Gott, o Gott, o Gott, wie grauenhaft, wie schrecklich. Aus, vorbei, Ende. Das war's mit der Jugend. Her mit der Repair-Kosmetik für die Haut. Her mit noch mehr Blond oder noch mehr Rot fürs Haar. Her mit den Knoblauchpillen, Ginsengkapseln und dem Doppelherzsaft.«

Hören Sie auf! Ersparen Sie sich weiteres allmorgendliches Stöhnen und Zetern vor dem Spiegel. Hören Sie auf, sich weiter in panischer Angst vor der Zukunft von einem Gefühlsdrama in das nächste zu stürzen. Sie wissen doch jetzt, warum Sie ein bisschen dicker, aufgedunsener, ein bisschen grauer, kahler und ein Hauch verrunzelt dreinschauen. Sie haben es erwartet! Haben Sie nicht schon seit einiger Zeit – ich gebe zu unbewusst – nach Alterszeichen Ausschau gehalten? Haben Sie nicht nach Ähnlichkeiten mit wesentlich älteren Familienangehörigen – wie Tanten und Onkeln – gesucht? Geprüft, ob Ihre Ohren sich schon auf den Weg gemacht haben, genauso riesengroß zu werden wie die Ihrer Oma, als sie 80 Jahre alt war?

Wenn Sie sich jetzt ertappt fühlen, legen Sie das Buch weg. HALT! STOPP! – nicht um es nie wieder in die Hände zu nehmen und sich in ein neues Gefühlschaos zu stürzen. Nein, suchen Sie sich ein Bild aus Ihrer »besten Zeit«, so wie Sie gerne wieder sein möchten.
Und bitte, bleiben Sie realistisch und kommen Sie nicht mit einem Babybild zurück. Also, suchen Sie und kommen Sie dann zurück und lesen Sie weiter!

So, schauen Sie sich das Bild an. Glauben Sie, in Ihrem Innern hat sich seit damals gefühlsmäßig groß etwas geändert? Das sind Sie, da auf dem Bild. Immer noch Sie! Derselbe Mensch mit all den Gefühlen eines jungen Menschen. Ihre Gefühle, so sehr wie Sie sich vielleicht äußerlich verändert haben, sind die gleichen geblieben. Natürlich verändern wir uns ständig, wandeln uns, sonst wäre Leben nicht möglich. Aber in Ihrem Inneren, in Ihren Gefühlen sind Sie immer noch der gleiche Mensch. Es sind immer noch Ihre Knochen, Ihre Muskeln und Ihre Organe. Ihr wahres »Ich«, Ihr jugendliches »Ich«, das Sie auf dem Bild sehen, ist noch in Ihnen. Erwecken Sie dieses jugendliche »Ich« für einen Moment in Ihnen. Ich zeige Ihnen, wie das geht.

Lesen Sie zuerst die folgenden Zeilen bis zum Ende des Absatzes:
Setzen Sie sich für einen Augenblick ganz bequem hin und schließen Sie die Augen.

Konzentrieren Sie sich einige Augenblicke ganz auf Ihren Atem. Spüren Sie, wie Ihr Atem kommt und geht. Bleiben Sie ganz bei Ihrem Atem. Entspannen Sie sich. Gehen Sie jetzt zu einem sehr schönen Ereignis in dem Lebensjahr zurück, in dem Sie sich auf Ihrem Bild befinden. Vielleicht haben Sie mit Freunden gefeiert oder mit Ihrer Familie Urlaub gemacht. Oder einen beruflichen Erfolg für sich verbucht. Gehen Sie in Ihrer Vorstellung zu einem Augenblick, in dem Sie ganz und gar glücklich waren. Achten Sie auch auf das, was um Sie herum passierte. Wie war das Wetter? War es ein schöner Sommertag oder ein strahlender Wintertag? Haben Sie die Sonne auf Ihrer Haut gespürt? Haben Sie Gerüche wahrgenommen? Nehmen Sie alles wieder wahr: Gesichter, Namen, Stimmen! Tauchen Sie noch einmal ein in die Magie dieses Augenblicks. Spüren Sie das Glück in all Ihren Zellen.
Haben Sie alles gelesen? Dann fangen Sie an, setzen Sie sich bequem hin und schließen Sie die Augen ...

Sind Sie in die glückliche Vergangenheit zurückgegangen? In diesem Moment verändert sich Ihr Körper. Die Biochemie Ihres Körpers ist in dem gleichen Zustand wie zu dem damaligen Zeitpunkt. Verankern Sie dieses Gefühl ganz bewusst in sich. Sie können jederzeit diese Gefühle wachrufen. Sie sind in Ihnen, in jeder Zelle Ihres Körpers. Ihre Zellen haben dieses Gefühl gespeichert. Ihre Zellen haben ein Zellgedächtnis. Nichts geht verloren!

Wenn Sie diese Übung gemacht haben, so wissen Sie jetzt, wie man visualisiert. Und Sie haben sich schon mal auf das folgende – und sehr wichtige – emotional-mentale Training vorbereitet.

Jetzt nehmen Sie Ihr Bild, das Sie herausgesucht haben und stellen oder hängen Sie es da hin, wo Sie es jeden Tag sehen können. Am besten hängen Sie es zu Ihrer Collage, zu Ihrem Zukunfts-Lebensbild. Dieses jugendliche Gefühl wird wieder von Ihnen Besitz ergreifen. Sie können wieder so sein und werden. Ganz sicher!

Ja, beschließen Sie, ab heute Ihr »jugendliches Ich« wieder zum Leben zu erwecken, zu befreien. Wenn Sie jetzt zum Beispiel Ihrer Geburtsurkunde nach 54 Jahre alt sind, sollten Sie beschließen, Ihr wahres oder psychologisches Alter auf zum Beispiel 29 Jahre – oder auf welches Alter auch immer – festzulegen. Ich möchte Sie dazu ermutigen, die verwegenen Gedanken eines 29-jährigen Menschen im Kopf zu haben und gleichzeitig die Selbstsicherheit, Lebensklugheit und Erfahrung der reifen Persönlichkeit eines 54-jährigen weiter in sich zu tragen. Rufen Sie die Gefühle der Jugend wieder aus Ihrem Inneren ab. Ich ermutige Sie dazu, die üblichen Begrenzungen Ihres Lebens zu überschreiten und sich selbst anders zu betrachten. Führen Sie Ihr Leben »außerhalb der Zeit« und unterwerfen Sie sich keinen Beschränkungen. Sie werden über das Ergebnis erstaunt sein.

Glauben Sie mir, unser Körper selbst kennt keinen Kalender. Wir haben ihn im Kopf, ununterbrochen, und damit programmieren wir uns vor – Richtung Alter!

Räumen Sie Ihren Medizinschrank aus. Werfen Sie alle Mittelchen gegen Schwindelgefühle, Vergesslichkeit, Antriebsschwäche und Ohrensausen weg, die Sie vor dem vorzeitigen Verfall bewahren sollten. Hören Sie auf, sich altersentsprechend zu verhalten. Damit meine ich nicht das zwanghafte Mithaltenwollen in Bezug auf Kleidung und Wortschatz der Generation, die nicht mehr die Ihre ist. Ich meine: Hören Sie auf, sich Leid zu tun, weil das Leben scheinbar gelaufen ist und hören Sie auf, sich zu einem künftig pflegebedürftigen, hilflosen, kranken Opfer zu entwickeln. Suchen Sie die Gesellschaft von positiven, optimistisch eingestellten Menschen, die Sie zu lebensbejahenden Taten mitreißen. Gehen Sie Hypochondern, Schwarzmalern und Pessimisten aus dem Weg. Verschließen Sie Ihre Ohren gegenüber dem Lieblingsthema Ihrer gleichaltrigen Mitmenschen: das geistige Suhlen in unzähligen Krankheitsgeschichten und Alterswehwehchen!

Leonard Orr, der Anfang der Siebzigerjahre Rebirthing in Kalifornien entwickelte, stellte mit seinem Alter ein Experiment an. Er beschreibt in seinem Buch »Ende der Sehnsucht« diesen Versuch: »*Als ich 28 war, entschied ich mich, wieder 24 zu werden – körperlich. Meine imaginierende Identifikation war so wirkungsvoll, dass ich mich in einigen der emotionalen und finanziellen Marotten dieses Alters verfing, aber auch in seinen körperlichen Vorteilen.*«

Die Vorstellung, jünger zu sein, ist ihm so »in Fleisch und Blut« übergegangen, dass er während eines Kreditgesuches dem Direktor der Bank erzählte, er sei 24 Jahre alt, obwohl seine Unterlagen zeigten, dass er aufgrund seiner Universitätsausbildung und einiger Jahre Berufserfahrung älter sein musste. Der Bankdirektor hielt ihn wohl für einen Schwindler – er bekam das Darlehen nicht. Auch sein Geständnis, dass er mit seinem Alter experimentierte, änderte nichts an der Meinung des Bankdirektors. Orr meinte: »*Ich dagegen fand die Situation sehr lustig: sie stellt dir auch die Art Mut und die Treue zu dir selbst vor Augen, die du haben musst, um deinem Ziel näher zu kommen.*«

Er berichtete weiter, dass sein Experiment so erfolgreich verlief, dass sogar die Barkeeper in den Bars nach seinen Ausweispapieren fragten, denn er wurde auf ca. »20 bis 25« geschätzt. »*Ich verlor völlig jenes Erwachsenengefühl, ›das Gröbste‹ durchgestanden zu haben, das mich doch ursprünglich dazu brachte, mein Experiment zu starten. Und ich entdeckte, dass die körperliche Energie, Ausdauer und Freude, die mir die sportlichen Aktivitäten spendeten, alles übertrafen, was ich je erfahren hatte.*«
Orr ist es mit seinem Versuch gelungen, die »*Grundsätze der körperlich-geistigen Leistungskonditionierung anzuwenden, um alle wünschenswerten Qualitäten eines 24-Jährigen zu erlangen*«.

Die Vorstellung Ihres neuen psychologischen Alters muss Ihr ganzes Wesen ausfüllen. Glauben Sie mir, es sind nicht die Falten im Gesicht oder die grauen Haare, die das Alter ausmachen. Es ist die Art, wie Sie denken, Ihre Art zu reden, sich zu kleiden, Ihre Körperhaltung, Ihr Gang, Ihr Blick, ja, Ihre ganze Ausstrahlung. Wenn Sie die Fähigkeit erlangt haben, sich vor Ihrem geistigen Auge jung zu sehen und die verschütteten Gefühle Ihres jugendlichen »Ichs« wieder zu aktivieren, schaffen Sie sich Ihr persönliches schöpferisches Handwerkszeug. Das, was wir uns im Geiste vorstellen können, hat eine direkte Wirkung auf unseren Körper. Andererseits wird sich eine schöne Körperhaltung, ein geschmeidiger Gang und fließende Bewegungen auf Ihren Geist auswirken und Ihrer Psyche signalisieren: »Mir geht es verdammt gut. Ich bin jung. Ich fühle mich frei von Beschränkungen.« Die Grenze zwischen Körper und Geist ist fließend, eins geht ins andere über.

Wenn wir uns mehr mit unserem psychologischen als mit unserem chronologischen Alter befassen, prägen sich diese Gedanken und Gefühle in unserem Bewusstsein ein und werden mit der Zeit zu einer Denkgewohnheit und einem Glaubenssatz. Und dies prägt unsere Persönlichkeit. Unsere Persönlichkeit können wir nur ändern, wenn wir unsere Denkgewohnheiten ändern – und das können wir zu jeder Zeit.
Sagen Sie deshalb nie: »Ich bin zu alt dazu, noch umzudenken« oder »Ich kann das nicht«. Sagen Sie niemals: »Gegen das Altern ist man machtlos.« Sie werden dadurch tatsächlich dem Altern gegenüber machtlos!

Auch wenn es nicht von heute auf morgen gehen wird, bleiben Sie dran an Ihrem neuen Denken! Ihr neues Denken wird sich im Laufe der Zeit entwickeln, so wie wir im Laufe der Jahre unser altes Denken entwickelt haben.

Ein neuer Blickwinkel
Wie alt wollen Sie sein?
Sie können alles wollen.

TEIL 2

Die praktische Umsetzung von neuen Denk- und Verhaltensweisen

KAPITEL 4
Jugendlich mit der MB-Methode

Wenn Sie bis hierhin meinen Ausführungen gefolgt sind, wie man sich das Altern abgewöhnt, dann werden Sie den Eindruck gewonnen haben, dass es sich um einen kontinuierlichen Prozess handelt. In der ersten Phase – die jetzt abgeschlossen ist – ging es um die Bewusstmachung alternder Verhaltensweisen und darum, wie Gedanken, Gefühle und Glauben unser inneres Erleben beeinflussen und steuern. In der zweiten Phase werden neue, in Ihr Bewusstsein zu integrierende Gedanken und innere Bilder eingeübt – in dieser Phase sind wir jetzt. Die dritte Phase schließt mit der praktischen Umsetzung von neu gelernten Denk- und Verhaltensweisen ab, die in den Alltag miteingebaut werden sollen.
Jetzt haben Sie den theoretischen Teil beendet – es geht ans Tun!

Es wäre zu schön, wenn wir einfach nur mit den Fingern schnippen oder einen Simsalabim-Spruch aufsagen müssten, um uns zu neuem Leben zu verzaubern. Aber dummerweise ist es im Leben nicht ganz so einfach. Ich hoffe trotzdem, dass Sie Feuer gefangen haben. Als Sie anfingen, das Buch zu lesen, wussten Sie vielleicht noch nicht, welche Macht in Ihnen steckt. Welche ungeahnten Möglichkeiten Sie haben, wenn Sie Ihr Bewusstsein einsetzen. Ich hoffe, Sie stehen geistig schon in den Startlöchern!

Übernehmen Sie das Ruder

Wir beginnen mit neuen Gedanken, die wir auf unser Unterbewusstsein einwirken lassen wollen. Hier habe ich mich einer Methode bedient, von deren Wirkungsweise ich hundertprozentig überzeugt bin. Zu Beginn des Buches habe ich Ihnen erzählt, wie ich mich über meine Psyche von Rückenschmerzen befreit habe. Auch Dr. Sarno zeigt an sehr vielen Beispielen, *»dass mentale und emotionale Zustände – auf gute und schlechte Weise – auf alle Organe und Systeme des Körpers einwirken und diese verändern können.«*

Ein wichtiger Punkt in Sarnos Behandlungsprogramm stellt das Befassen mit neuem Gedankengut dar. Dieses neue Gedankengut umfasst einige wichtige Schlüsselsätze. Die Patienten werden aufgefordert, diese neue Information über einen längeren Zeitraum durch das tägliche Lesen auf die unbewusste Ebene der Psyche einwirken zu lassen, um sie dann bewusst zu akzeptieren. Nach einem Zeitraum von ein paar Wochen ist die Botschaft in die Tiefen der Psyche eingedrungen; in der Regel verschwinden dann die Rückenschmerzen. Unser Unterbewusstsein ist etwas langsamer als unser Bewusstsein, daher rechnet man einen Zeitraum von ein paar Wochen.

Da ich mich selbst von der Wirksamkeit der Methode überzeugen konnte, lag es natürlich auf der Hand, diese Strategie auch auf den Alterungsprozess anzuwenden. Auch ich fordere Sie auf: Reden Sie mit Ihrer Psyche. Sagen Sie ihr, dass Sie ab jetzt ganz bewusst das Ruder in Bezug auf Ihren Alterungsprozess übernehmen. Befassen Sie sich mit den nachfolgenden Aussagen mindestens 15 Minuten täglich. Sie sollen Ihnen helfen, Ihre neuen Gedanken mit der Zeit als neue Glaubenssätze in Ihr Unterbewusstsein sickern zu lassen. Lesen Sie diese Sätze:

Obwohl sich einige Sätze identisch anhören, bitte ich Sie, sie alle zu benutzen. Denn einige Formulierungen werden vielleicht von Ihrer Psyche abgelehnt, andere wiederum nicht.

• Ich lasse den Gedanken zu, dass Altern angelernt sein könnte.

• Die Verjüngung tritt ein im Verstehen der selbst erfüllenden Prophezeiungen und in der täglichen Stimulierung meines endokrinen Systems.

• Hässliche, krank machende Altersanzeichen sind die Folge von alten Glaubensmustern.

• Der Alterungsprozess wird durch die ständige Erwartung und den Glauben daran verursacht und beschleunigt.

• Die wichtigste Emotion ist meine Angst vor dem Altern, die die Wirkung verstärkt.

• Altern existiert nur, weil ich daran glaube und meine Aufmerksamkeit darauf richte.

• Der Glaube, dass wir altern, lässt uns altern.

• Ich übernehme ab jetzt die Kontrolle und nicht mein Unterbewusstsein.

• Mein chronologisches Alter ist lediglich eine Zahl, die besagt, wie lange ich auf der Welt bin.

- Ich werde meine Aufmerksamkeit von dem chronologischen Alter auf das psychologische Alter lenken.

- Ich denke in jeder Situation an das psychologische Alter und nicht an das physische.

- Jeder Gedanke, jede seelische Veränderung wird über winzig kleine Moleküle an die Organe weitergegeben – und sie reagieren sofort.

- Ich übernehme die Kontrolle über meinen Alterungsprozess.

- Es gibt nichts Wichtigeres als das, was ich im Moment über das Altern denke, denn es bestimmt mein Leben.

- Jeder meiner Gedanken bewirkt eine biologische Reaktion in meinem Körper.

- Mein psychologisches Alter beträgt ... Jahre. Die Biochemie meines Körpers verändert sich dementsprechend.

- Mein Körper erneuert sich in jeder Sekunde.

- Ich bin zeitlos.

Es bleibt Ihnen überlassen, ob Sie diese Liste erweitern.

Arnold Schwarzenegger hat kürzlich in einem Interview ein herrliches Beispiel gebracht, was ich mit »psychologischem Alter« meine. Schwarzenegger äußerte sich zum Thema Klonen: »*Ich würde mich durchaus klonen lassen.*« Seine Frau dagegen lehnt das kategorisch ab. Er kommentierte das folgendermaßen: »*Sie würde es nicht tun, denn sie ist einzigartig. Maria ist jetzt 44, aber schreiben Sie das bitte nicht, denn sie ist fest davon überzeugt, 25 zu sein.*«

Also, Sie sehen, Sie müssen nur von Ihrem psychologischen Alter überzeugt sein. Übrigens, Maria Shriver, die Frau von Schwarzenegger, schaut wirklich wie 25 aus.

Ebenfalls wie 25 sieht eine gute Bekannte von mir aus. Ich kenne sie jetzt schon seit gut zehn Jahren. So oft ich mit ihr zusammen bin, keine Alterszeichen erkennbar! Sie ist 39 Jahre alt und hat keine einzige Falte im Gesicht. Vor kurzem erzählte sie mir bei einem Abendessen, dass sie schon seit Jahren täglich mental »daran arbeite«. Obwohl sie von 9 bis 20 Uhr arbeitet, Haushalt und Sohn alleine versorgt, findet sie täglich Zeit dafür, sich geistig so zu sehen, wie sie gerne aussehen will. Ihre Lebens- und Ernährungsweise ist entsprechend diszipliniert. Sie meinte: »*Es ist meine Zeit der Erneuerung und Regeneration. Ohne diese Stunde, aus der ich Kraft und Vitalität schöpfe, könnte ich dieses Leben gar nicht führen.*«

Bleiben Sie unabhängig

Ich will Ihnen natürlich nicht vorenthalten, dass es auch noch andere Wege gibt, Ihren Körper auf ein jugendliches Niveau zu bringen. Wie, das zeigte der Bericht über eine Studie des Hormonforschers Dr. Rudmann. Das renommierte medizinische Fachblatt »The New England Journal of Medicine« veröffentlichte 1990 die Ergebnisse, die eine Sensation in der medizinischen Fachwelt auslöste. Dr. Rudmann war es gelungen, innerhalb von sechs Monaten an zwölf Männern im Alter von 60 bis

80 Jahren eine Verjüngung von bis zu 20 Jahren zu erzielen. Sie wurden am Medical College Wisconsin mit dem menschlichen Wachstumshormon, Human Growth Hormon (HGH), behandelt. Die Versuchspersonen bekamen eine straffe, feste Haut, Falten verschwanden. Die Muskelmasse nahm zu, das Körperfett schmolz, die Knochendichte nahm zu, Arteriosklerose verschwand. Alle fühlten sich voller Elan und Tatendrang. Auch ihr Sexualtrieb kehrte zurück.

Dr. Edmund Chein, Arzt und Jurist aus Hongkong, griff die Arbeit von Dr. Rudmann auf und führte sie weiter. Chein gründete 1994 in Palm Springs das »Life Extension Institute« und behandelt seither Menschen, die er auf den Hormonspiegel eines 20-Jährigen einstellt. Mittlerweile gibt es ein solches Institut bereits in Frankfurt, und der Trend wird sich nicht mehr aufhalten lassen, dem Alter mittels Hormonsubstition ein Schnippchen schlagen zu wollen. Die Kosten für die monatliche Hormonbehandlung liegen bei 150–800 Euro, je nachdem, welche Hormone ergänzt werden müssen. Den interessierten Leser verweise ich auf das Buch von Dr. Chein »Zurück zur Jugend«. Dr. Chein beschreibt dort die einzelnen alterungsrelevanten Hormone, ihre Wirkungsweise und den gegenwärtigen Stand der totalen Hormonsubstitution.

Wird das gesamte endokrine System wieder auf ein jugendliches Niveau gebracht, wird, laut Dr. Chein, eine dramatische Veränderung im Körper vor sich gehen. Dazu gehören:
• Vitalisierung und Neubelebung aller Organe
• Muskeln werden aufgebaut
• Bildung glatter, fester und faltenloser Haut
• Rückkehr bzw. Verstärkung des Sexualtriebs
• Zunahme der Sehschärfe

- Antidepressive Wirkung, Verbesserung der Stimmung
- Verbesserung der Gedächtnisleistung
- Tiefer, gesunder, erholsamer Schlaf
- Steigerung der gesamten Körperfunktion
- Die volle Haarpracht kehrt zurück
- Regulierung von Blutdruck und Cholesterinspiegel
- Stärkung des Immunsystems, Produktion von T-Zellen, welche Krebszellen bekämpfen
- Schnelleres und klareres Denken
- Gesunder Herzmuskel
- Optimales Körpergewicht
- Schutz vor Degenerationsprozessen im gesamten Körper

Wie bereits erwähnt, brauchen Sie einen Arzt, der ständig Ihren Hormonspiegel kontrolliert, um unangenehme Nebenwirkungen zu vermeiden ... und Sie brauchen einen fetten Geldbeutel. Der Haken an der Sache ist, dass Sie wieder ganz der/die Alte sind, sobald Sie mit der Injektion aufhören. Und bedenken Sie, es gibt keine Wirkung ohne Nebenwirkung. Diese Hormone sind künstliche Chemikalien, die nicht dieselbe Struktur wie die natürlichen Hormone im Körper haben. Und außerdem: Wer von uns will schon lebenslang von der Nadel abhängig sein? Also bleiben Sie unabhängig!

Produzieren Sie selbst

Die beste Methode, um sicherzustellen, dass Ihr Körper einen optimalen HGH-Spiegel hat, ist es, ihn in Ihrem Körper selbst herzustellen. Der Körper produziert dann selbst seine Hormone – in der Struktur und der Konzentration, wie sie ihm dient und nicht schadet.

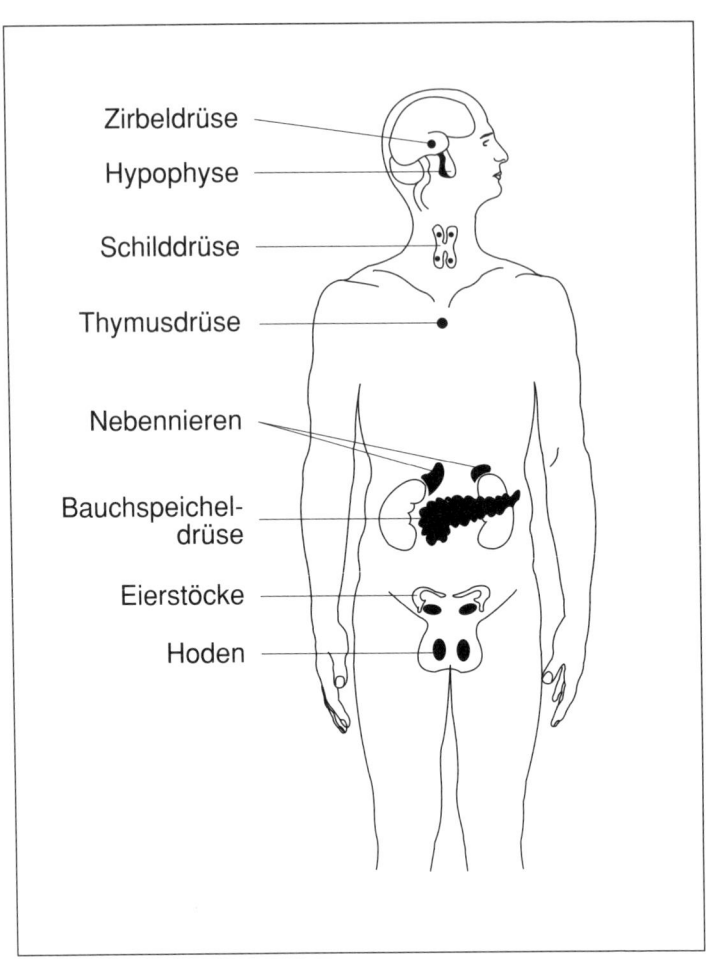

Zirbeldrüse
Hypophyse
Schilddrüse
Thymusdrüse
Nebennieren
Bauchspeichel-
drüse
Eierstöcke
Hoden

Zwei der endokrinen Drüsen sind die Hypophyse und die Zirbeldrüse. Sie liegen im Gehirn, dort werden auch die meisten Hormone gebildet. Zu den wichtigsten Hormonen, die zur totalen
Hormonsubstitution eingesetzt werden, gehören das bereits
erwähnte HGH aus der Hypophyse, Melatonin aus der Zirbeldrüse und DHEA (Dehydroepiandrosterone), welche ebenfalls

im Gehirn und in der Nebenniere gebildet werden, sowie alle Sexualhormone und Schilddrüsenhormone. Für die Aktivierung unserer Hormondrüsen ist das gesamte endokrine System verantwortlich.

Schauen Sie sich bitte auf dieser Abbildung an, wo sich die Organe befinden, die für die Produktion der Jugendelixiere verantwortlich sind.

Das endokrine System funktioniert auf ähnliche Weise wie das Nervensystem: es leitet Informationen und Befehle zum Gehirn und wieder zurück zum Körper. Die Hormondrüsen, verantwortlich für die Ausschüttung und Regelung aller hormoneller Abläufe im Körper, senken ihre Tätigkeit im Laufe der Jahre auf ein Minimum ab. Wir altern!

Und damit komme ich zur gleichen Frage zurück, die ich zu Beginn des Buches gestellt habe:
Altern wir, weil unsere Hormondrüsen ihre Funktion einstellen?
Oder stellen unsere Hormondrüsen ihre Funktion ein, weil wir glauben, dass wir altern?
Dass wir die biologische Uhr zurückdrehen können, wenn unser Hormonspiegel wieder einem jugendlichen Niveau angepasst ist, zeigte die vorher genannte Studie.

Jetzt kommt mein Ansatz: Jung bleiben, während wir älter werden, besteht darin, dass das gesamte endokrine System mittels des Gehirns als Schaltzentrale aller Organe auf ein jugendliches Niveau gehoben wird.

Dazu habe ich mehrere Techniken entwickelt. Ein wesentlicher Teil besteht aus einer Kombination aus Entspannungstechniken, Selbsthypnose bzw. Selbstbeeinflussung und gelenkter Visualisierung. Mit diesen Techniken möchte ich Ihnen die Kontrolle über Ihre Selbstheilungskräfte und über Ihren Alterungsprozess vermitteln.

Wie bereits früher erwähnt, kann unser Gehirn jedes System und jedes Organ in unserem Körper beeinflussen, wenn wir ihm die entsprechenden Bilder und Informationen in Form von Gedanken, Glauben und Emotionen liefern. Damit lösen wir biologische und physiologische Prozesse in unserem Körper aus. Unser Körper ist ein System, in dem Informationen kontinuierlich hin- und herfließen. Um ein jugendliches Niveau zu erreichen, müssen wir uns daher lediglich auf die Aktivierung der wichtigsten Hormone konzentrieren und unserem Körper die richtige Dosierung überlassen.

Nutzen Sie Ihren Einfluss und Ihr Potenzial

Bevor ich Ihnen das Kernstück meiner Verjüngungsmethode vorstelle, möchte ich noch einmal Ihren Glauben an die enorme Fähigkeit Ihrer Psyche stärken.

Obwohl die Forschung noch längst nicht den Einfluss der menschlichen Psyche auf unseren Körper ergründet hat, so wissen wir doch um deren ungeheure Wirkung. Wir wissen um die Wirkung von Placebos, wir bezweifeln zum Beispiel nicht, dass scheinbar unheilbar Kranke in Lourdes genesen können, dass es Spontanheilungen gibt. Wir wissen um die Kraft des Voodoozaubers und würden uns höchstwahrscheinlich davor fürchten, wenn ein Kundiger ihn bei uns anwenden würde. Und doch wird der Macht der Psyche auf unseren Körper nicht die Bedeutung beigemessen, die sie hat. Für viele ist die Vorstellung, dass der Glaube, dass Gedanken, Gefühle und Imagination (Vorstellungsbilder) Einfluss auf die Körperchemie haben könnten, völlig fremd – und doch lösen sie ständig körperliche Reaktionen aus.

Jeanne Achterberg, die sich als Wissenschaftlerin im Bereich der Körper-Geist-Medizin einen Namen gemacht hat, schreibt in ihrem Buch »Gedanken heilen«: »*Es gibt tatsächlich einen soliden Beweis für die neuroanatomische Brücke zwischen Vorstellungsbild und Zelle, zwischen Geist und Körper, einen Beweis, den man sehen kann, wenn man Gehirngewebe unter dem Mikroskop anschaut.*«
Ich bin absolut davon überzeugt, dass wir es einem intakten endokrinen System, Immun- und Nervensystem zu verdanken haben, wenn wir lange jung und gesund bleiben, und dass die Effizienz dieser Systeme durch Gedanken, Gefühle und innere Bilder gestärkt und mobilisiert werden kann.

Der bereits zitierte Dr. Sarno berichtet in seinem Buch von einem Leitartikel »Der Geist schlägt zurück«, verfasst von einer Selly Squires. Sie beschreibt darin eine Studie, die von der University of Arkansas, Medical Sciences durchgeführt wurde. In dieser Studie wird eine Frau mit sehr guter Meditationserfahrung vorgestellt, die ihre körperlichen Reaktionen auffallend stark beeinflussen konnte. Aufgrund dieser Fähigkeit wurde sie ausgewählt, an folgendem Experiment teilzunehmen. Die Ärzte spritzten ihr einen Windpockenvirus in den Oberarm. An ihrem Arm zeigte sich eine typische Schwellung von ca. vier Zentimeter Durchmesser – eine normale Reaktion des Immunsystems, die sich nach ein paar Tagen wieder zurückbildete.

Ein durchgeführter Bluttest zeigte eine Erhöhung der weißen Blutkörperchen, ein Zeichen dafür, dass das Immunsystem aktiv gegen den Virus ankämpfte. Dieser gesamte Vorgang wurde noch zwei Mal wiederholt. Während die Probandin weiter mit dem Virus geimpft wurde, sollte sie versuchen, die normale Reaktion des Körpers – die Schwellung – zu stoppen, was ihr während der täglichen Meditation auch gelang. Innerhalb von drei Wochen nahm die Schwellung langsam ab. Während der Verabreichung der letzten drei Spritzen wurde sie aufgefordert, die normale Reaktion des Immunsystems nicht mehr zu beeinflussen, und es zeigte sich wieder die normale Schwellung.

Vereinfacht ausgedrückt: Der Körper reagiert auf den Impfstoff mit einer Schwellung. Dieser Frau ist es gelungen, durch ihre Einflussnahme auf das Immunsystem diese Schwellung zu verhindern.

Dazu schreibt Dr. Sarno: »*Das war eine deutliche Demonstration, wie die Psyche körperliche Reaktionen verändern kann, wenn man ihr sagt, wie sie es tun muss. Die Ärzte, die sich an dieser Studie beteiligten, waren durch die Resultate der Studie so beeindruckt, dass sie das ganze Experiment neun Monate später wiederholten und wieder die gleichen Resultate erzielten.*«

Falls Sie bis zum jetzigen Zeitpunkt immer noch an der Macht des Geistes, die Körperchemie zu beeinflussen, zweifeln, dann beobachten Sie Ihre Körperreaktionen, wenn Sie sich sexuellen Fantasien hingeben. Sie werden feststellen, dass die gleichen Körpersäfte aktiviert und die gleichen Reaktionen hervorgerufen werden, wie wenn das Ereignis in der Realität stattfinden würde. Machen Sie sich bewusst, dass die Bilder vor Ihrem inneren Auge eine immense Macht haben und dass Sie dieses

Potenzial auch zur Aktivierung Ihrer Hormondrüsen und für den Verjüngungsprozess nutzen können.

Jeanne Achterberg hat sehr treffend zusammengetragen, was bereits Paracelsus über die Imagination sagte: »*Der Mensch besitzt eine sichtbare und eine unsichtbare Werkstatt. Die sichtbare ist sein Körper, die unsichtbare, das ist seine Imagination (Geist) ... Die Imagination ist die Sonne in der Seele des Menschen ... Der Geist ist der Meister, die Imagination sein Werkzeug und der Körper das formbare Material. Die Macht der Imagination ist ein bedeutender Faktor in der Medizin. Sie kann Krankheiten verursachen und heilen. Krankheiten des Körpers können mit Hilfe von Arzneien geheilt werden oder dank der Macht des Geistes, der durch die Seele wirkt.*«

Ich hoffe, dass es mir gelungen ist, Sie von der Möglichkeit zu überzeugen, dass körperliche Veränderungen durch innere Bilder bewusst herbeigeführt werden können. Sind Sie hingegen immer noch skeptisch, sollten Sie es erst gar nicht versuchen: Sie würden keinen Erfolg haben. Sollte ich jedoch Ihren Glauben gestärkt haben, dann haben Sie eine wunderbare Technik in der Hand, sich zum Beispiel im Krankheitsfalle nicht hilflos und ausgeliefert zu fühlen.

Leider kann ich Sie mit meiner Stimme nicht persönlich anleiten. Ein Buch kann zwar ähnlich einem Seminar aufgebaut sein, aber die Stimmung, die Musik, die bewussten Bildvorgaben und den gesamten Hintergrund kann es Ihnen nicht vermitteln. Sie werden trotzdem in der Lage sein, mit ein bisschen Übung Ihre eigenen Körperprozesse anzuregen.
Dazu noch ein wichtiger Punkt: Bedenken Sie bei den täglichen Übungen zur Aktivierung Ihrer Drüsen, die ich Ihnen gleich

vorstellen werde, dass das unbeteiligte Hören oder Ablesen des Textes kaum eine Wirkung auf Ihre Körpersysteme haben wird und daher sinnlos wäre. Eine von Ihnen selbst besprochene Kassette kann sinnvoll sein, aber wenn Sie sie nur ständig hören, sich von ihr »berieseln« lassen, nützt das auch nichts. Sie müssen sich schon »etwas dabei denken und einbilden«. Apropos einbilden: Bitte glauben Sie nicht, dass Sie während der Übungen etwas »sehen« müssten wie in einem Film. Auch wenn ich von inneren Bildern oder von Visualisieren spreche, ist der Begriff »vorstellen« die richtige Bezeichnung. Ich sage Ihnen das zu Ihrer Beruhigung – nicht dass Sie enttäuscht sind und glauben, dass die Methode ohne Wirkung wäre, falls Sie nichts »sehen«.

Noch ein Hinweis: Machen Sie sich die Fußreflexzonenmassage als unterstützende und ergänzende Maßnahme zu Nutze. Die Philosophie der Fußreflexzonenmassage besteht darin, dass die Lebensenergie auf bestimmten, unsichtbaren Straßen, den Meridianen, durch den Körper geleitet wird. Bestimmte Punkte am Fuß werden den entsprechenden Organen zugeordnet. Stimmen Sie sich und Ihre Drüsen auf den bevorstehenden Visualisierungsprozess ein, indem Sie mit Ihrem Daumen gegen die Punkte an den Fußsohlen drücken, die der Hypophyse und den anderen Drüsen zugeordnet sind. Vorausgesetzt natürlich, Sie leiden an keiner Erkrankung dieser Organe.

Schalten Sie Ihr Gehirn ein

Aber jetzt lassen Sie uns endlich anfangen!

Am effektivsten ist die bildhafte Vorstellung, wenn wir völlig entspannt sind. Im Zustand der Entspannung nimmt unser Gehirn Material – hier unsere Gedanken und Vorstellungen – viel bereitwilliger an, das normalerweise zurückgewiesen würde. Und wir haben ja schon besprochen, dass das Gehirn nicht in der Lage ist, eine lebhafte, bildliche Vorstellung von der Realität zu unterscheiden.

Setzen Sie sich erst mal in bequemer Haltung hin. Sie können Ihren Rücken anlehnen, achten Sie jedoch darauf, dass Ihre Wirbelsäule gerade bleibt. Leise Musik im Hintergrund kann

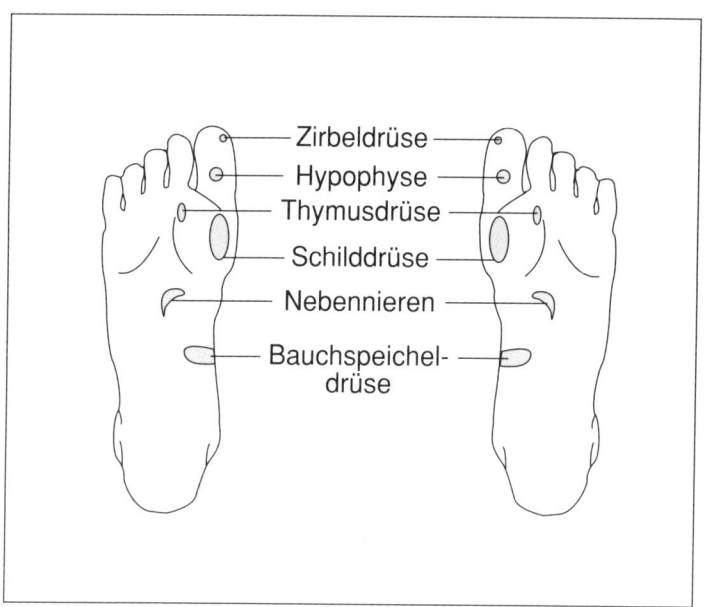

Zirbeldrüse

Hypophyse

Thymusdrüse

Schilddrüse

Nebennieren

Bauchspeichel-
drüse

Ihnen helfen, in einen ruhigen, entspannten Zustand zu kommen. Konzentrieren Sie sich auf Ihren Atem und lassen Sie sich in die Tiefen Ihres Bewusstseins gleiten.

• Atmen Sie zu einem entfernten Punkt im Universum hin und atmen Sie die Luft wieder von einem entfernten Punkt her ein. Denken Sie beim Ausatmen das Wort »Geben« und beim Einatmen das Wort »Nehmen«.
Stellen Sie sich vor, dass Sie dabei mit der sich stets erneuernden Energie verbunden sind.

• Atmen Sie bei dem Wort »Geben« alles aus, was Sie nicht mehr benötigen. Verbrauchte Energie, alte Glaubenssätze, falsche Begrenzungen, alle Belastungen der Vergangenheit und der jetzigen Situation. Atmen Sie bei dem Wort »Nehmen« alles ein, was Sie im Moment dringend benötigen. Atmen Sie ein, was Sie in Zukunft sein, tun und werden wollen. Atmen Sie Gesundheit, Lebensenergie und Zeitlosigkeit ein.

• Stellen Sie sich vor, dass Ihr ganzer Körper von feinen Kanälen durchzogen ist. Mit Ihrem Atmen durchspülen Sie die feinen Kanäle Ihres Körpers. Alle Verschmutzungen und Ablagerungen werden davongespült.

• Richten Sie Ihre Aufmerksamkeit auf die stilähnliche Drüse in Ihrem Kopf, die Hypophyse. Stellen Sie sich vor, wie Sie mit Ihrem kraftvollen Einatmen das Blut zu Ihrer Hypophyse lenken. Stellen Sie sich vor, Sie durchfluten mit diesem mit allen wichtigen Lebensstoffen angereicherten Blutstrom die Hypophyse. Stellen Sie sich weiter vor, dass Sie bei jedem Einatmen diese Drüse aktivieren. Wiederholen Sie den Vorgang ein paar

Mal. Verfahren Sie auch mit den anderen Drüsen genauso wie in diesem Absatz beschrieben:

• Richten Sie Ihre Aufmerksamkeit auf die Zirbeldrüse in Ihrem Kopf ...

• Richten Sie Ihre Aufmerksamkeit auf die Schilddrüse Ihrem Hals ...

• Richten Sie Ihre Aufmerksamkeit auf die Thymusdrüse hinter Ihrem Brustbein ...

• Richten Sie Ihre Aufmerksamkeit auf die Nebennieren, die am oberen Pol der Nieren liegen ...

• Richten Sie Ihre Aufmerksamkeit auf die Bauchspeicheldrüse in Ihrem Oberbauch ...

• Richten Sie Ihre Aufmerksamkeit auf die Fortpflanzungsdrüsen in Ihrem Unterleib ...

• Stellen Sie sich nun vor Ihrem inneren Auge einen großen Kreis vor. Führen Sie Ihren Atem in diesen Kreis. Atmen Sie in diesen Kreis hinein. Verbinden Sie Ein- und Ausatmen miteinander. Zwischen Ein- und Ausatmen keine Pause entstehen lassen. Einatmen und Ausatmen kraftvoll miteinander verbinden. Einige Male wiederholen.

• Stellen Sie sich dabei vor, wie Ihre Drüsen prall gefüllt sind, voller Hormone und lebenserhaltender Substanzen. Während Sie weiter kraftvoll ein- und ausatmen, sehen Sie, wie elastisch und weich die Drüsen sind und dass sie von gesunder, pulsierender, rosiger Schleimhaut umgeben sind. Halten Sie nach dem Einatmen kurz die Luft an und steigern Sie damit (gedanklich) den Druck in den Drüsen.

• Lassen Sie Ihren Atem los und entlassen Sie alle Hormone und lebenserhaltenden Substanzen aus Ihren Drüsen ins Blut. Fühlen Sie die warme Welle des Blutstromes von Ihrem Kopf über Ihren Hals, über Oberkörper, Arme, Bauch und Beine bis hinunter zu den Zehen fließen. Entspannen Sie sich.

• Schaffen Sie sich ein Bild, in dem Sie die Hormone als kleine Kügelchen sehen, die sich schwimmend über die Blutbahn im ganzen Körper ausbreiten. Stellen Sie sich vor, wie diese kleinen Kügelchen sich an bestimmte Stellen Ihres Körpers festsaugen, ihren Inhalt abgeben und dort ihre verjüngende, wohltuende Wirkung vollbringen.

• Arbeiten Sie jetzt bildlich an Ihrem Körper, den Sie vor Ihrem geistigen Auge sehen. Beginnen Sie mit dem Gesicht und beenden Sie Ihre Vorstellung mit Ihren Füßen. Suchen Sie sich aus der nachfolgenden Auflistung das für Sie Wichtigste heraus (alles wird sowieso nicht für Sie in Betracht kommen):
  – Volle Haarpracht kehrt zurück
  – Zunahme der Sehschärfe
  – Straffung des Gewebes
  – Bildung glatter, fester und faltenloser Haut
  – Vitalisierung und Neubelebung aller Organe
  – Normalisierung aller Blutwerte
  – Optimales Körpergewicht und Körperfett
  – Rückkehr sexuellen Interesses, Stärkung der Potenz

- Am Ende sehen Sie sich wie in der Übung »Wieder wie ein junger Mensch denken« wieder – jung, vital, glücklich. Bringen Sie alle Gefühle, zu denen Sie fähig sind, mit in dieses Bild. Freuen Sie sich unbändig über Ihren Erfolg. Fühlen Sie sich gesund, vital und voller Lebensfreude. Springen Sie im Geiste voller Elan herum. Spüren Sie das Glück in allen Zellen über die Veränderung Ihres Zustands.

Übrigens: Wenn Sie sich wie in der Endphase des Prozesses gesund und voller Elan sehen, kann es Ihnen nicht passieren, dass Sie Ihren Körper unbeabsichtigt mit falschen Vorstellungen schädigen. Denn wenn wir mittels Visualisierung unseren Körper heilen können, müssen wir auch an eine gegenteilige Reaktion denken. Ihre Fähigkeit, in ein Gefühl von Jugendlichkeit und Gesundheit einzutauchen, wird Sie davor bewahren und Ihr endokrines System, Ihr Immun- und Nervensystem in positiver Weise stimulieren.

Seien Sie hartnäckig

Führen Sie das MB-Training täglich durch. Alles, was Sie jetzt investieren müssen, ist Zeit. Es liegt an Ihren Bedürfnissen, wie lange Sie sich mit Ihrem Körper beschäftigen. In der Regel sind 20 Minuten völlig ausreichend. Abends vor dem Schlafengehen sollten Sie unbedingt Ihren Hypophysen-Reflexpunkt am Fuß drücken. Denn kurz nach dem Einschlafen ist die Ausschüttung von HGH am höchsten.

Nun heißt es üben! Die Wirkung des geistigen Übens ist frappierend. Erinnern Sie sich an den todgeweihten Patienten, der sich mittels geistigen Übens von seiner Krebserkrankung, seiner Arthrose und seiner Impotenz befreite? Oder an die Patienten der Therapeutin Evelyne Silvers, die ihren Patienten beibrachte, wie sie ihre eigenen Schmerzmittel bzw. ihre eigenen »Drogen« herstellen konnten und sich so von ihrer Sucht und Schmerzen befreiten?

Verlieren Sie nicht den Mut, wenn es Ihnen beim ersten Mal noch nicht gelingen sollte, die erforderlichen Bilder in sich wachzurufen. Wie alles andere auch, erfordert die bildhafte Vorstellung eine gewisse Übung. Haben Sie Geduld und lassen Sie in Ihren Bemühungen nicht nach – schon bald werden sich die ersten Fortschritte bemerkbar machen. Ich weiß aus meiner Praxisarbeit, dass ein bisschen Übung ungeahnte Folgen haben kann.

Natürlich können Sie auch ein oder zwei Sitzungen mit einem Therapeuten arbeiten. Ausgebildete Hypnosetherapeuten, Visualisierungstherapeuten und Therapeuten für geleitete Imagination können Ihnen helfen, sich mittels visueller Imagination die Verbindung von Körper und Geist zu Nutze zu machen, damit Sie künftig Ihre Körpersysteme aktivieren können.

Lassen Sie mich noch einmal auf die Bedeutung der Beziehung zwischen Geist und Körper zurückkommen.

In der Geist-Körper-Forschung und Literatur wurden immer wieder eindrucksvolle und dramatische Beispiele gebracht, wie das Immunsystem durch die verschiedensten Techniken konditioniert werden kann, mit den schlimmsten Krankheiten fertig zu werden. Ja, das Immunsystem kann konditioniert werden, ähnlich den Pawlowschen Hunden. Wir können unsere weißen Blutkörperchen darauf konditionieren, aktiv zu werden bei der Vernichtung aller Arten von Eindringlingen. Wir können uns darauf konditionieren, den Speichelfluss bei der Vorstellung bestimmter Speisen anzuregen. Oft programmieren wir uns auf körperliche Reaktionen, die wir nicht wollen. Nehmen wir das harmlose Beispiel des Rotwerdens. Zwei Dinge laufen gleichzeitig ab: Sie sind emotional betroffen durch eine bestimmte Situation, dadurch ausgelöst wird die Haut im Gesicht und am Hals stärker durchblutet. Unser Gehirn schafft einen Zusammenhang und so kann es passieren, dass Sie sich unbewusst darauf konditionieren, immer in bestimmten Situationen rot zu werden.

Ich selbst habe mich jahrelang darauf konditioniert, in bestimmten Situationen Rückenschmerzen zu bekommen. Ich wurde darauf programmiert, dass ich nur auf bestimmte Art und Weise zu stehen, zu sitzen und zu liegen habe. Ich habe gelernt, »falsche Bewegungen« mit Schmerzen zu assoziieren; ich habe sie erwartet und habe sie auch bekommen.

Und genauso erwarten wir Krankheit und Altern: Wir werden ab dem 30. Lebensjahr darauf konditioniert zu altern. Diese Konditionierung wird im Laufe der Jahre mit all den düsteren Erwartungen über das Altern noch verstärkt. Das ist eine sehr wirksame Konditionierung.
Wir können diese Konditionierung aber durch neue Lernprozesse ersetzen. Wir Menschen sind sehr beeinflussbar. Alles in unserem Körper kann konditioniert werden, auch unsere Hormondrüsen! Konditionieren Sie Ihre Hormondrüsen mit dem MB-Training. Täglich!

Werden Sie Meister über Ihren Körper – und Sie können auf unglaubliche und dramatische Weise Ihre inneren Körperprozesse beeinflussen. Arbeiten Sie an Ihrer Einstellung zum Altern, und Sie werden sich dementsprechend verändern. Arbeiten Sie mit inneren Bildern und Ihr Leben erhält eine völlig neue Perspektive. Unterstützen Sie Ihre Drüsen durch natürliche Substanzen aus der Pflanzenwelt und nutzen Sie die energetisierende Wirkung der Fußreflexzonenmassage auf Ihr gesamtes endokrines System.

Ein neuer Blickwinkel
Denken Sie an Paracelsus:
»Der Geist ist der Meister,
die Imagination sein Werkzeug
und der Körper das formbare Material.«

KAPITEL 5
Zeit zum Umdenken

Gesundheit und Leben gehören in Ihre Hand

Wie geht es Ihnen, wenn Sie morgens wach werden? Würden Sie am liebsten morgens mit beiden Beinen die Bettdecke bis an die Zimmerdecke befördern und mit einem Satz aus dem Bett springen? Mit flotten Schritten ins Bad sprinten und sich voller Energie und Freude in den Arbeitstag stürzen? Der eher unsympathischen Kollegin das Beste für den Tag wünschen, nachmittags alle Ruhe und Gelassenheit bewahren, wenn mal wieder eine Diskussion mit der pubertierenden Tochter ansteht? Und abends noch voller Elan den Partner oder die Freundin zu bitten, mit Ihnen um die Häuser zu ziehen? Wenn all das auf Sie zutrifft, dann ändern Sie bitte nichts an Ihrem Lebensstil, aber auch gar nichts!

Krabbeln Sie allerdings morgens regelrecht aus dem Bett und würden am liebsten auf allen vieren ins Bad kriechen, dann verläuft Ihr Leben so, wie es viele für normal halten. Keine Lust auf Liebe. Zu k.o., um ein Buch zu lesen. Null Energie, um nach Feierabend auch noch Freunde zu besuchen! Ein Leben voller Ach und Weh! Ein Leben voller verpasster Gelegenheiten!

So ein Leben lässt uns schneller altern, ja gar nicht erst richtig alt werden. Wir können uns aufpäppeln, indem wir zu verschiedenen Pillen, Pülverchen und Kräutern greifen. Wenn wir viel Geld haben, können wir auch in speziell eingerichteten Schönheitskliniken und Heilbädern mit energetischen Heilquellen unser jugendliches Ich auf Vordermann bringen. Für die Normalsterblichen tun's die Knoblauchpillen, Ginseng oder Geleé Royal.

Viele Menschen sind so unbewusst und steuern sich Tag für Tag immer tiefer in einen desolaten Gesundheitszustand hinein. Sie müssen erst Schmerzmittel nehmen, um ihren Körper benutzen zu können. Ich kannte jemanden, der vor dem Tennisspielen jedes Mal Schmerzmittel nahm, um seine Knie »brauchbar« zu machen. Wie viele werfen leichtsinnig prophylaktisch Aspirin ein, weil sie abends zuvor ein bisschen zu tief ins Glas geschaut haben, um überhaupt am nächsten Morgen einen klaren Gedanken fassen zu können. Oder schlucken das berühmte Renni-räumt-den-Magen-auf gegen das Zuviel an Schweinsbraten und Knödel, um wieder auf die Beine zu kommen. Und dies alles, ohne sich über die Folgen im Klaren zu sein.

Ein neuer Blickwinkel
Werden Sie bewusst! Wachen Sie auf!

Es geht um Sie

Möchten Sie weiter auf die Fortschritte in der Medizin warten, um sich von Übergewicht, Krankheiten und Altersproblemen zu befreien? Die Tageszeitungen berichten ja in wahren Lobeshymnen über die in den nächsten zehn Jahren zu erwartenden gigantischen Fortschritte. Wie hypnotisiert stieren wir Richtung Genforschung. Zu gerne sind wir bereit zu glauben, dass wir es noch erleben, dass die Wissenschaftler endlich das verdammte Gen finden, das uns entsprechend verändert, von Krankheit, Altern und Sterben befreien soll. Wäre es nicht auch Aufgabe der Forscher und Mediziner, die Menschheit darauf aufmerksam zu machen, dass jeder sehr viel mehr für sich tun kann und die Verantwortung für seine eigene Gesundheit mit übernehmen sollte? Doch die Schulmedizin antwortet sogar auf den unmissverständlich geäußerten Wunsch vieler Menschen auf Eigenverantwortlichkeit und Mitbestimmung in der Regel mit einer regelrechten Drohmedizin. Ich habe ja kürzlich diese Erfahrung – wie bereits geschildert – selbst machen dürfen. Welch ein düsteres Zukunftsszenario wurde mir vor Augen gehalten, was mir alles passieren kann, wenn ich mich weigere, die Knochendichtemessung durchführen zu lassen. Ich frage mich allen Ernstes: Wie schaffen es die Frauen in Afrika oder Indien, ohne Knochendichtemessung durchs Leben zu kommen?

Meine Gutgläubigkeit und »Gehorsam« gegenüber der Schulmedizin hatte ich schon vorher durch einen sehr schmerzhaften persönlichen Verlust zu Grabe getragen. Mein Vater starb im Sommer 1996 an Krebs – eine schwierige Zeit für mich. Ich konnte nicht verstehen, warum man ihn mit unzähligen Medikamenten voll gestopft, ihn einer Chemo- und Strahlentherapie ausgesetzt hatte, obwohl die Ärzte wussten, dass sich seine Krebserkrankung im Endstadium befand. Den Körper zerschunden von den Bestrahlungen, der Chemotherapie und den Bergen von Medikamenten, eingeschlossen in seine Trauer und sein Nichtverstehen, starb er. Der Tod meines Vaters ließ mich desillusioniert zurück. Ich überlegte: »Was stimmt nicht mit unserem medizinischen System? Warum haben die Ärzte nur seinen Körper behandelt, obwohl klar war, dass jede Behandlung zu spät kam und es nichts mehr zu behandeln gab? Warum hat niemand seine seelische Qual, seine Isolation und seine Trauer »behandelt?« Warum hat ihn niemand auf das Sterben vorbereitet?

Ich war auf der Suche. Ich befasste mich intensiv mit den Grundsätzen der natürlichen Gesundheitslehre. Bücher von Wandmaker, Ehret, Walker und Tilden haben meinen Horizont erweitert und mir Einblicke gegeben über Dinge, die ich nie für möglich gehalten hätte. Mein altes Ernährungsweltbild ist vollkommen zusammengebrochen.

Auch war ich wie besessen davon, mein Wissen von den Auswirkungen des Geistes auf körperliche Prozesse zu vertiefen und zu erforschen, was im Gehirn passiert. Ein langjähriger Freund, der als leitender Psychologe in einer onkologischen Nachsorgeklinik mit Krebskranken arbeitet, hat mich mit Fachliteratur versorgt. Nun wusste ich, was sich hinter dem Begriff Psycho-Neuro-Immunologie verbarg.

Ich war emotional tief betroffen und voller Wut. Wut über mich, weil ich so »ärztegläubig« gewesen bin, als Patient und als Angestellte in einer Arztpraxis und im Deutschen Herzzentrum in München.

Ich habe mein Leben ordentlich umgekrempelt. Ich habe meine Ernährung vollkommen umgestellt. Viele meiner gesundheitlichen Probleme verschwanden. Ich begann täglich zu meditieren. Achtete auf meine Gedanken. Löste mich aus privaten und beruflichen Beziehungen, die mir mittlerweile mehr schadeten als gut taten.

150

Endlich hatte ich das Gefühl, selbst etwas für mich tun zu können und nicht mehr notwendigerweise von Ärzten, Krankenkassen oder später im Alter von Pflegeheimen oder Verwandten abhängig zu sein, im Falle einer Krankheit. Denn Krankheit und Alter war in meinem Kopf als etwas Zusammengehöriges verankert, das war irgendwie eine Einheit. Dieses neue Wissen gab mir ein neues Lebensgefühl, Unabhängigkeit, Selbstbewusstsein und Stärke. Ich übernahm voll die Verantwortung für meine Gesundheit, für mein Handeln und damit letztendlich über mein Leben.

Das ist es, was ich Ihnen sagen will: Wir sollten die Verantwortung übernehmen. Ich habe einige Jahre mit Übergewichtigen in Gruppen gearbeitet. Zu Beginn der Gruppenarbeit stellte ich immer die Frage, wer oder was sich ändern müsse, damit sich an ihrer »übergewichtigen« Situation etwas verändere. Die Antworten kamen ohne langes Zögern. »Ich muss mich und mein Essverhalten ändern.« Aber in der Realität sah das anders aus. Da wurde gejammert und geklagt: »Wie kann Tante Frieda mir gerade jetzt die Sahnetorte anbieten? Wie kann meine beste Freundin gerade jetzt eine Party veranstalten?« Oder die Nachbarin wurde angeklagt: »Wie kann sie mich gerade jetzt zum Kaffeeklatsch einladen?«

Wir erwarten immer, dass die anderen sich ändern, damit wir es leichter haben. Die Vorstellung, andere seien für unser Wohlbefinden oder unsere Störungen verantwortlich, ist falsch. Wenn Sie so denken, geben Sie die Verantwortung ab! Wenn wir aber die Verantwortung abgeben, geben wir unsere Macht ab. Und wenn wir die Macht abgeben, sind wir Opfer. Jetzt werden Sie sagen: »So ein Blödsinn, wer will schon gerne Opfer sein.« Ob Sie es glauben oder nicht, so ein Opferdasein hat auch seine Vorteile! Ein Opfer kann sich immer des Mitgefühls, der Zuwendung und Aufmerksamkeit seiner Mitmenschen sicher sein. Unsere Welt ist voller Opfer: Da sind die Eltern schuld, der Staat, der Partner, der Arzt, die Gene. Wenn der Magen überquillt, dann war's die Gans, die zu fett war – Gott sei Dank gibt's ja Renni, das räumt den Magen dann wieder auf. Gut, dass wir die Pharmaindustrie haben!

Viele glauben, Krankheit fällt uns ganz hinterrücks an, heimtückisch und ohne Vorwarnung. Dabei entwickeln sich unsere gesundheitlichen Probleme langsam – aber sie verstärken sich immer mehr. Oft sind sie nur leicht spürbar und werden von Monat zu Monat immer stärker. Doch wir ignorieren sie einfach. Dann rennen wir zum Arzt. Der soll's dann richten. Schließlich zahlen wir ja genug in die Krankenkassen.

Sorry, das ist die falsche Einstellung.
Es ist wichtig, dass wir uns mit unserer Krankheit auseinander setzen. Sie hat immer etwas mit uns zu tun. Wollen wir gesund werden, verlangt das sehr viel mehr persönliches Engagement und Veränderung, als nur Pillen zu schlucken, die ein Arzt verschrieben hat. Denn wir werden ja nicht krank, nur weil uns dieses bestimmte Medikament fehlt. Wenn wir alles beim Alten belassen, was soll sich dann ändern? Ein neues Problem wird auftauchen, das wiederum dazu auffordert, nach der Quelle zu suchen, aus der die Krankheit stammt. Der Schlüssel liegt in uns. Wenn wir hier nach der Lösung suchen, werden sich tief greifende Änderungen ergeben, die schließlich unser ganzes Leben verwandeln.
Dies ist alles nur möglich, wenn wir die Verantwortung für uns nicht mehr abgeben. Wir müssen lernen, unserem Körper und unseren Gefühlen zu vertrauen, anstatt uns an äußere Autori-

täten zu halten. Es geht um Sie als Mensch und nicht um eine hirnlose Maschine, die nur darauf wartet, dass ein Mechaniker aus der hochtechnologisierten Medizin – ein Arzt – sie repariert.

Ich will hier nicht generalisieren und die gesamte Medizin verteufeln. Nein, es gibt viele verantwortungsbewusste Mediziner, die den Menschen als Ganzes sehen, den psychotherapeutischen Anteil ihrer Aufgabe sehr wohl erkennen und wahrnehmen. Vor ihrer Arbeit kann man nur den Hut ziehen.

Wir selbst entscheiden über unser Schicksal, unsere Gesundheit. Tag für Tag. Wir selbst haben die Macht, über unsere Gesundheit und unseren Alterungsprozess zu bestimmen. Jeden Tag treffen wir die Wahl. Der erste Schritt in eine alterslose und zeitlose Zukunft beginnt bei Ihnen selbst. Entwickeln Sie Ihr Potenzial und leben Sie ein langes, kraftvolles, energiegeladenes Leben! Albert Schweitzer sagte einmal: »Die Tragödie des Lebens besteht in dem, was im Menschen stirbt, während er lebt.«

Ich will Sie davon überzeugen – egal in welchem Lebensjahrzehnt Sie stehen –, dass Sie die pralle Freude in Ihrem Leben wieder entdecken können. Hier und da ein paar klitzekleine Änderungen und schon sind Sie mittendrin im Leben. Sie werden diese »kleinen Änderungen« bald lieben und nicht mehr missen wollen, weil Sie Ihnen Vitalität und ein zeitloses Körpergefühl bringen. Glauben Sie mir!

Henry Ford hat einmal gesagt: »Gesundheit gibt es nicht im Handel, sie wird erkämpft durch Lebenswandel.« Ich bin überzeugt, es muss kein Kampf sein, damit Sie – frei von Krankheiten – mit überschäumender Lebenskraft, Kreativität und Charisma bis ins hohe Alter durchstarten. Selbst wenn Sie jetzt immer noch sagen: »Es liegt doch alles in den Genen!« Egal, ob Sie gute oder schlechte Gene haben. Sie entscheiden doch selbst, wie Sie mit diesem Erbe umgehen.

Ich möchte nicht den Eindruck entstehen lassen, dass ich Sie »schuldig spreche«, wenn Sie erkrankt sind. Als eine frühere Klientin von mir an Krebs erkrankte, fragte sie mich, ob sie dies selbst verursacht habe durch ihren desolaten emotionalen Zustand. Sie lebte in einer unglücklichen Ehe, hatte einen verhassten Job und ein ungenügendes finanzielles Polster, um sich aus dieser Misere zu befreien. Selbstverständlich tun wir uns diese Dinge nicht bewusst an. Wir wissen es nicht anders. Sarno sieht das so: »*...dass die emotionalen Muster gefestigt waren, lange bevor sie das Alter der Verantwortung erreichten, und dass das, was sie jetzt sind, die Folge einer Kombination genetischer, Entwicklungs- und Umweltfaktoren ist, worüber sie keine Kontrolle haben. Genauso wenig wie man die Verantwortung für seine Größe oder seine Augenfarbe übernehmen kann.*«

Ist man sich dessen bewusst, ist auch Heilung möglich.

Das Wichtigste ist, dass Sie selbst über Ihr Leben bestimmen, anstatt Regeln zu befolgen, die andere für Sie aufgestellt haben. Sagen Sie niemals: »Mein Arzt verbietet mir ...« oder: »Mein Arzt hat gesagt, ich habe gegen meine Krankheit keine Chance.« Wenn ein Arzt nicht daran glaubt, dass eine Heilung möglich ist, kann alleine diese Aussage für den Menschen tödlich sein. Es wirkt wie ein Placebo, eine selbsterfüllende Prophezeiung. Wenn ein Arzt sagt: »Wir können Sie nicht mehr heilen«, bedeutet das nichts anderes, als dass er mit seiner Ausbildung und Erfahrung über keine Informationen mehr verfügt, die eine Heilung ermöglichen. Das heißt noch lange nicht, dass die Krankheit unheilbar ist und dass der Mensch daran sterben muss. Wenn es auf der Welt auch nur einen einzigen Menschen gibt, der diese Krankheit überwunden hat, dann besitzt der menschliche Körper auf jeden Fall die Fähigkeit, diese Krankheit zu heilen. Informieren Sie sich über Ihre Krankheit. Es gibt massenhaft Literatur von Menschen, die sich von vorgefassten Ärztemeinungen befreit haben und ihren eigenen Weg zur Gesundheit gegangen sind.

Bitte verstehen Sie mich nicht falsch. Ich möchte Ihnen nicht einreden, dass Sie künftig die Ärzte meiden sollten. Aber werden Sie wieder ein selbstbestimmtes Wesen mit eigener Meinung und eigener Ansicht! Wenn Ihr Arzt sich nicht darauf einlässt, suchen Sie sich einen anderen.
Nehmen Sie Ihre Gesundheit und Ihr Leben in die eigenen Hände – da gehören sie hin. Vertrauen Sie Ihren Fähigkeiten und den Heilungsmechanismen Ihres Körpers. Das ist die beste Garantie für ein langes, gesundes Leben.

Ein neuer Blickwinkel
Hören Sie nie auf, anzufangen und fangen Sie nie an, aufzuhören!

Ist das nicht ein beeindruckendes Lebensmotto? Meißeln Sie sich diesen Satz in Ihre Seele ein.

Das Leben formen

Ich möchte Ihnen von einem Experiment berichten. Von einer Studie, die von Wissenschaftlern an der Universität in San Diego durchgeführt wurde und von der Klaus Oberbeil in seinem

Buch »Fit ohne Fett« berichtet. Es geht um die Auswirkung von Übergewicht bei Tieren.

In einem großen Naturgehege hielten Wissenschaftler ein Rudel Kojoten. Die Wissenschaftler hatten es auf den Leitwolf und uneingeschränkten Herrscher des Rudels abgesehen. Sie fütterten Mike – so hieß der stolze Präriewolf – über mehrere Wochen mit einem besonderen Futter. Außer dem gewohnten Fleisch bekam Mike besonders viel Kohlenhydrate in Form von schnelllöslichem Zucker oder hellen Mehlprodukten.

Mike, der sehnig-muskulös ohne ein Gramm überschüssiges Fett war, führte einen aussichtslosen Kampf gegen die Flut von Fettmolekülen in sein Unterhautfettgewebe. Innerhalb eines Monates stieg sein Körpergewicht von 31,1 auf 34,9 Kilogramm an, also um zehn Prozent.

In der Studie hieß es: »In diesem Zeitraum veränderte er sich selbst und auch seine Position innerhalb des Rudels. In den üblichen kurzen, knurrig-bissigen Kämpfen gegen Widersacher unterlag er immer häufiger. Er verlor nach und nach seine Anführerrolle und Dominanz, ganz offensichtlich auch seinen Vorbildstatus und Nimbus, er wurde zusehend weniger respektiert, fügte sich schließlich widerstrebend in eine Art Außenseiterrolle.«

Mike war erfolglos geworden, sowohl bei der täglichen Jagd nach Beute als auch in seiner Rolle als Leitwolf und Haremsherrscher bei den weiblichen Rudeltieren. »Die Lebensqualität ließ nach. Und er war unglücklich, ganz offensichtlich litt er unter den neuen Lebensumständen«, so lautete die Bewertung der Wissenschaftler.

Einig waren sie sich auch darin, »*dass der einstige Leitkojote wohl nicht mehr länger durchgehalten hätte als etwa zwei bis drei Wochen. Dann wäre er gestorben oder verjagt worden und als Einzelgänger irgendwo umgekommen. Lediglich in einem Zoo hätte er mit seinem Übergewicht und der ihm zugeführten Ernährung noch sehr lange überleben können.*«

Sinn der Studie war, im Tierversuch festzustellen, wie sehr sich die soziale Rangordnung durch Übergewicht verändert. Die Studie – so hieß es in San Diego – lässt sich auch auf Menschen übertragen.

Nein, nein, es ist kein Schicksal, auch keine üble Laune der Natur, es sind auch nicht die Gene, wenn wir aus der Form geraten. Es ist vielmehr eine Frage unserer Lebensgewohnheiten, wie wir uns ernähren, ob wir uns überhaupt sportlich betätigen, die Art, wie wir unseren Arbeitstag einteilen und wie wir unsere Freizeit verbringen.

Ein neuer Blickwinkel
Wir formen uns selbst. Jeden Tag aufs Neue.

Trennen Sie sich von Überflüssigem

Trennen Sie sich von jedem Gramm Gewicht und jedem Gramm Fett, das Sie zu viel haben. Es geht nicht nur darum, Gewicht zu verlieren, denn unter Umständen verlieren Sie lediglich Muskelmasse, wie das oft bei Diäten der Fall ist. Der Körper speichert dann gerade das Fett, um in Notzeiten davon zehren zu können. Denn jede Diät wird vom Körper als Kriegserklärung verstanden. Das bedeutet für den Körper: Sparen, speichern, horten für die schlechten Zeiten, die da kommen. Das ist unser genetisches Gedächtnis, tief in unserem Zellgedächtnis verankert. In unserer Menschheitsgeschichte gab es immer wieder Zeiten der Entbehrung und des Hungers. Der Körper weiß mit diesen Zeiten von Hunger und Entbehrung umzugehen. Sobald es zu wenig zu essen gibt, speichert er automatisch Fett und baut erst einmal »Überflüssiges«, wie z. B. unsere Muskelmasse, ab. Dann verlieren Sie zwar Gewicht, aber Ihr Fett haben Sie trotzdem noch. Unterscheiden Sie also zwischen Gewichtsverlust und dem Abbau von überschüssigem Körperfett, denn darin besteht ein großer Unterschied.

Wie hoch sollte der Anteil an Körperfett im menschlichen Körper sein? Bei Frauen ist 22% Körperfett normal, bei Männern 15%.
Überschüssiges Körperfett finde ich besonders problematisch, seitdem ich weiß, dass die Umweltgifte, von denen wir täglich hören, wie PCP, Dioxin, Lindan, fettlöslich sind. Das heißt, wir speichern diese Umweltgifte, die wir täglich in kleinsten Mengen aufnehmen, im Fett. Unser Immunsystem kann seine ganze Wirksamkeit aber nur entfalten, wenn es sich in ständiger Bereitschaft befindet, Krankheitserreger abzuwehren. Ist es aber durch Gifte geschwächt, ermüdet es und kann seiner Aufgabe nur noch bedingt nachkommen. Außerdem setzt sich das Fett nicht nur an unseren Oberschenkeln, an Hüfte und Po fest, es sitzt auch in den kleinsten Blutgefäßen unseres gesamten Körpers. Im Deutschen Herzzentrum, in dem ich gearbeitet habe, kamen täglich Leute zur Untersuchung, um die Durchlässigkeit der Carotis (die Halsschlagader, die das Gehirn mit Blut versorgt) zu überprüfen. Manche dieser Patienten musste man regelrecht an der Hand nehmen, damit sie den beschriebenen

Weg von der Anmeldung bis zum Untersuchungsraum im Gedächtnis behalten konnten und unterwegs nicht verloren gingen.

Dr. Strunz, der herzerfrischende Fitnesspapst Deutschlands, bringt dafür folgende Erklärung: Das Fett bleibt an der Gefäß-Innenhaut kleben, dann kommt der Kalk hinzu. Das Gefäß wird immer enger und enger. Der Mensch verkalkt und verblödet und stirbt. Stellen Sie sich vor, wie unser Gehirn versorgt wird, wenn die Halsschlagader nur noch zur Hälfte durchlässig ist.

Als nächstes stellen Sie sich einmal unsere Geschlechtsdrüsen vor: Sowohl die männlichen Keimdrüsen als auch die weiblichen Eierstöcke verfügen über eine äußere und innere Sekretion. Die äußere Sekretion dient der Fortpflanzung, die innere belebt den eigenen Körper neu. Die Drüsen der inneren Sekretion werden auch als endokrine Drüsen bezeichnet. Diese endokrinen Drüsen haben Sie ja bereits kennen gelernt, und wie Sie wissen, sind sie für die Produktion wichtiger Hormone verantwortlich. Befinden sich diese Drüsen aber jetzt in dem gleichen Zustand wie die vorher beschriebenen Gefäße, ja was soll denn dann noch an jung erhaltenden Hormonen aus diesen verfetteten Drüsen ins Blut gelangen? Das Fortbestehen der inneren Sekretion wird für uns in der zweiten Lebenshälfte so wichtig, weil sie uns Wohlbefinden und Vitalität bringt. Viele Wechseljahrprobleme bei Frauen lassen sich reduzieren, wenn sie ihre Ernährung umstellen und ihr Körperfett und Körpergewicht reduzieren. Ich persönlich halte nichts davon, künstliche Hormone zu nehmen, um speziell die Probleme, die durch ein Zuviel an Körpergewicht und Körperfett entstehen, zu beheben. Greifen Sie lieber zu natürlichen Stoffen, sie haben weniger Nebeneffekte als ihre im Labor hergestellten Analogstoffe.

Lassen Sie sich hierzu von einem Naturarzt oder Heilpraktiker beraten.

Gravierende Altersschäden sind auch die Folge falscher Ernährung – nicht nur, aber auch. Herzkrankheiten, Krebs, Arthritis, Diabetes oder Knochenschwund (Osteoporose) – all diese Erkrankungen galten lange Zeit als typische Alterserscheinungen. Heute wissen wir, dass sie eher etwas mit unserer Lebensführung zu tun haben, und sie treten bereits bei Menschen auf, die jünger als fünfzig sind. Unsere Nahrung besteht zu fast 40% aus Fett, wir nehmen jährlich fast 60 kg weißen Zucker zu uns und drei Mal mehr Salz, als der Körper eigentlich braucht.

Sagen Sie also bitte nicht, wenn Sie zu viel wiegen: »Es ist das Alter.« Alter bewirkt keine Körperfülle. Und stöhnen Sie nicht: »Es sind meine Drüsen.« Auch die Drüsen sind selten an Körperfülle schuld. Körperfülle kommt im Allgemeinen von zu viel essen. Der erste Schritt zum Normalgewicht ist die Umstellung der Ernährung. Bitte machen Sie keine Diät, sondern integrieren Sie eine neue Esskultur in Ihr Leben. Eine Diät halten Sie eine gewisse Zeit durch, dann verfallen Sie in das alte Essmuster und haben bald mehr Fett und Gewicht auf den Rippen als je zuvor in Ihrem Leben.

Vielleicht erwarten Sie jetzt von mir Vorschläge, was Sie an Nahrungsmitteln zu sich nehmen sollten. Die kann ich Ihnen nicht geben. Die Erfahrung mit meinen Gruppen von Übergewichtigen hat mir gezeigt, dass jeder Mensch individuell ist und dass es keine allgemein gültige Regel in Bezug auf Ernährung gibt, die auf alle gleichermaßen anwendbar ist. Wenn ich Ihnen sage, essen Sie viel Obst und Gemüse, entlockt Ihnen das ein müdes Lächeln. Das wissen Sie doch selbst. Ist doch nichts

Neues für Sie! Das ist auch der Grund, warum ich die Arbeit mit Übergewichtigen in Gruppen aufgegeben habe. Was für den einen gut und durchführbar ist, ist für den anderen so, als würde man ihm einen Pflock in seine Essensseele rammen. Erst die Einzelarbeit und das Abklären der jeweiligen Bedürfnisse brachten exzellente dauerhafte Ergebnisse. Sie tun schon ungeheuer viel für Ihre Gesundheit, wenn Sie darauf achten, keine industriell verarbeiteten Lebensmittel zu essen. Meiden Sie Geflügel, Fleisch und Milchprodukte, deren Herkunft Sie nicht kennen. Sie sind in der Regel mit Antibiotika voll gepumpt. Kaufen Sie Ihre Produkte von Herstellern, die eine biologische Landwirtschaft betreiben.

Vielleicht haben Sie schon auf die Angabe des idealen Körpergewichtes gewartet? Diese Frage hat mich auch jahrelang beschäftigt, denn Richtlinien für die Berechnung des Idealgewichtes gibt es genauso viele, wie es Richtlinien für die »einzig richtige« Ernährung gibt. Prof. Dr. Dr. Huber schreibt in seinem Buch »Länger leben, später altern«: »*In Wirklichkeit wird das ideale Körpergewicht nur nach jener Formel berechnet, die – für die meisten Übergewichtigen äußerst unbequem – als einzige das wirklich richtige Gewicht errechnet.*«

Seine Berechnung ist denkbar einfach und tatsächlich sehr ungünstig für viele. Von der Körpergröße in cm werden 1 m = 100 cm abgezogen, von dieser Zahl werden beim Mann dann noch 10% abgezogen, bei der Frau 20%. Der Rest ist das Idealgewicht in kg. Beispiel: Zieht man bei einem 1,80 m großen Mann 1 m ab, verbleiben noch 80 cm. Davon zieht man 10% ab, also 8, dann ergibt das ein Idealgewicht von 72 kg. Bei einer Frau, die gleich groß ist, werden 20% abgezogen – sie hätte somit ein Idealgewicht von 64 kg.

Von den vielen Formeln gefällt mir diese am besten, weil ich aus eigener Erfahrung weiß, wie man sich fühlt, wenn man 1,74 groß ist und 59 kg wiegt. Einfach nur gut. Das pure Selbstbewusstsein! Pralles Lebensgefühl! Vitalität ohne Ende! Deshalb habe ich diese Formel – für mich – als die einzig gültige erklärt.

Unendlich viele Bücher füllen die Regale über das, was wir alles tun und lassen sollen, um uns optimal zu ernähren. Auch hier weiß ich aus eigener Erfahrung: Alles Extreme schadet und bringt uns letztendlich nicht weiter, sondern fördert eher ungebremste Fressanfälle. Schlanke Menschen – besonders die mit Charisma, Vitalität und grenzenloser Energie – haben oft ihre eigene Ernährungsphilosophie. Sie essen beispielsweise nicht viel von einer Sache, sondern eher wenig von den unterschiedlichsten Dingen. So macht es auch meine jüngste Schwester. Ihr Standardsatz dazu lautet: »Ich will ja schließlich noch leben!« Und sie lebt verdammt gut. Sie sieht blendend aus, hat eine ungeheure Ausstrahlung, eine Superfigur und strahlend weiße Augen. Statt dieser oder jener Ernährungsvorschrift zu verfallen, ist für sie eigentlich jedes Nahrungsmittel erlaubt.

Chinesische Ärzte sind der Meinung, dass $1/4$ der üblicherweise aufgenommenen Nahrung für den Körper ausreicht und dass $3/4$ der restlichen Nahrung für den Verlust an Gesundheit verantwortlich ist.
In der Literatur wird immer wieder erwähnt, wie man Langlebigkeit mit strikter Nahrungsreduktion erreichen kann. Berühmt geworden ist der Italiener Luigo Cornaro, der im 15. Jahrhundert lebte. Nach einer ausschweifenden Jugend beschloss Cornaro ein gesundes Leben zu führen und mindestens

100 Jahre alt zu werden. Er aß nur zwei Mahlzeiten am Tag zu je 180 g, also insgesamt 360 g. Als er mit 85 Jahren zum ersten Mal krank wurde, mahnten ihn die Angehörigen jetzt im Alter »ordentlich zu essen«. Er erhöhte seine Nahrungsaufnahme auf 420 g täglich. Er wurde dadurch erst richtig krank. Cornaro reduzierte seine Mahlzeiten wieder auf 360 g täglich. Sein Erfolg war spektakulär. Er wurde 103 Jahre alt und war bis zu seinem Lebensende geistig wach und aktiv. Und das zu einer Zeit, als seine Zeitgenossen im Schnitt gerade mal 35 Jahre alt wurden. Sein Rezept war denkbar einfach: kein Alkohol, keine ausschweifenden Mahlzeiten.

Auch der eingefleischte Rohköstler Helmut Wandmaker, Verfasser vieler Rohkostbücher, denkt in diese Richtung: »*Selbst wer falsche Kost und dazu in unrichtiger Kombination isst, aber nur die kleinsten Mengen zu sich nimmt, wird selbst den Rohköstler, der in leckeren Früchten schwelgt, überleben.*«
In einem Artikel mit der Überschrift: »Hungern schaltet den Rückwärtsgang im Alterungsprozess ein« wird der US-Altersforscher Professor Roy Walford von der Universität von Kalifornien erwähnt. Er praktiziert sei 1987 die Methode der Nahrungsreduzierung und soll heute, mit 74 Jahren, »messbar besser drauf sein« als Gleichaltrige. Er lebt von 1500 Kalorien täglich. Seine Studien mit Labortieren hatten sensationelle Ergebnisse gebracht. Die nur sparsam gefütterten Tiere waren fitter, gesünder, agiler, schlauer und sahen super aus und lebten doppelt so lange wie ihre Artgenossen. Professor Walfords persönliches Ziel ist es, mindestens 150 Jahre alt zu werden!

Der bereits erwähnte Wiener Frauenarzt und Hormonspezialist Professor Dr. Dr. Huber beschäftigt sich seit vielen Jahren mit

Anti-Aging-Strategien. Er glaubt ebenfalls, dass eine Kalorienreduktion eine schnelle, sichtbare Verjüngung mit sich bringt. Er hat ein Konzept entwickelt, das er Dinner-Cancelling nennt. Das bedeutet nichts anderes, als das Abendessen wegzulassen und ab Mittag zu fasten. Dadurch hat der Körper die nötige Energie, sich um seine Verjüngung und Regeneration zu kümmern, anstatt – wie oben bereits erwähnt – $^3/_4$ der Energie für die Entsorgung der überflüssigen Nahrungsmittel zu verwenden bzw. verschwenden.

Diese Methode hat außerdem den tollen Nebeneffekt, dass der Körper wieder das Wachstumshormon HGH und Melatonin ausschüttet. Dadurch kann man sich die sündhaft teure Zuführung von außen ersparen. Eine reichliche Mahlzeit am Abend verhindert die Ausschüttung verschiedener Hormone, die für das Jungbleiben verantwortlich sind.

Eine weitere Möglichkeit, die Ausschüttung des menschlichen Wachstumshormons, den HGH-Spiegel auf natürliche Weise zu erhöhen, liegt in der Veränderung der Lebensweise. Klaus Arndt, Autor des Buches »Leistungssteigerung durch Aminosäuren« hat einige wichtige Kriterien genannt, um auf natürliche Weise den HGH-Spiegel im Blut zu erhöhen. Vier davon möchte ich Ihnen hier vorstellen.

Sport:
Kurzes und hartes Training

Schlaf:
Ausreichend, nicht hinausgezögerter und ununterbrochener Schlaf

Ernährung:

Bei Körperfett von mehr als 25% bei Frauen und mehr als 15% bei Männern können Probleme bei der Ausschüttung von Wachstumshormonen entstehen. Laut Studien aus den USA ist bei Übergewichtigen der HGH-Regelkreis gestört. Grundsätzlich wird angenommen: je höher der Körperfettanteil des Menschen, desto niedriger die HGH-Ausschüttung. Umgekehrt wird vermutet, dass der hohe Körperfettanteil des Menschen auf die geringe Ausschüttung des HGH im Körper zurückzuführen ist, denn HGH fördert die Fettverbrennung. Mangel an Östrogen bei Frauen schwächt ebenfalls die Hormonausschüttung.

Fett und Einfachzucker unterbinden oder verhindern den Ausstoß von HGH. Sie sollten Junk-Food und schnellkettige Kohlenhydrate wie z. B. Zucker und Weißmehl meiden, besonders abends kurz vor dem Schlafengehen. Und jetzt kommt es ganz hart: Alkohol, ebenfalls spät abends zu sich genommen, reduziert die Ausschüttung von HGH sogar um mehr als 70%.

Vitamine und Mineralien:

Für eine angemessene Ausschüttung von HGH ist die Zufuhr von Vitaminen der B-Gruppe verantwortlich. Das Fehlen von Vitamin B6 reduziert die Ausschüttung um mehr als 50%. Zink ist ebenfalls für ein reibungsloses Funktionieren unerlässlich.

Nach diesem kurzen Ausflug möchte ich jetzt wieder auf die Reduzierung der Nahrungsmenge oder das Dinner-Cancelling zurückkommen. Sie verstehen jetzt sicher, warum sie einen so dramatischen Verjüngungseffekt auf den Körper haben. Bei Ausfallen einer Mahlzeit wie bei dem Dinner-Cancelling oder einer geringen Nahrungsmengenzufuhr haben Hamburger, Mohrenköpfe oder Pommes keinen Platz. Das Körperfett schmilzt dahin wie der Schnee in der Sonne, und der Körper hat endlich Zeit und Muße, sich auf die Dinge zu konzentrieren, für die er konzipiert ist: sein Funktionieren und Regenerieren zu ermöglichen und nicht ständige Schadensbegrenzung zu betreiben.

Wenn wir also unsere Kalorienzufuhr drosseln oder einfach zwei- oder dreimal die Woche das Abendessen ausfallen lassen und dadurch nicht nur Gewicht und Körperfett verlieren, sondern auch noch die verschütteten »Jugendhormone« zum Leben erwecken, dann ist das ein Senkrechtstart, der uns auf direktem Wege zurück ins Lager der Jugendlichkeit befördert.

Ein neuer Blickwinkel
»Das Abendessen überlasse deinen Feinden.«
Chinesisches Sprichwort

Körperintelligenz wecken

Wir Menschen haben irgendwann und irgendwo im Laufe der Evolution unseren Instinkt verloren. Kein Lebewesen außer uns Menschen hat derartige Gewichtsprobleme, leidet an Durchblutungsstörungen und Stoffwechselerkrankungen mit all den zahlreichen Folgeerkrankungen. Tiere haben zwar nicht so einen Verstand wie wir, dafür aber Instinkt. Instinkt dafür, wann, wie und wie viel sie fressen. Wir Menschen haben dieses Gefühl anscheinend verloren. Wie können wir wieder Zugang zu unserem Instinkt finden?
Der Weg führt über unseren Körper. Durch ihn finden wir Zugang zum Denken und Fühlen und so zur Steigerung unse-

res Wohlbefindens. Wenn wir uns matt und schlaff fühlen, hilft uns oft schon ein kleiner Spaziergang. Plagen uns Sorgen und Angst, ist Laufen die richtige Methode, sie loszuwerden. Eine Massage kann uns von dem Gefühl der Isolierung und des Alleingelassenseins befreien. Über unseren Körper finden wir wieder zu uns, denn unsere Gefühle sitzen in unserem Körper.

Wenn wir uns regelmäßig bewegen, reduzieren wir nicht nur das Körpergewicht und den Fettgehalt, sondern wir wecken damit auch unsere Körperintelligenz, den Urinstinkt, gesund zu leben und gesund zu essen. Nach ein paar Wochen regelmäßigen Körpertrainings wird Ihr Urinstinkt in Bezug auf eine gesunde Lebensführung geweckt, das Gefühl des Glücks bekommen Sie als Gratisgabe dazu.

Die einfachste, billigste und am wenigsten zeitaufwändige Sportart ist das Gehen. Viele von uns glauben, dass Bewegung nur etwas bringt, wenn wir verschwitzt an irgendeinem der sich ständig neuentwickelnden Sportgeräte hängen oder Stunden mit Aerobic zubringen. Schauen wir uns einmal in fremden Kulturen um, dann fällt uns auf, dass viele dieser Menschen einen guten Muskeltonus haben. Um ihre Existenz zu sichern, bleibt ihnen nichts anders übrig, als das einzusetzen, wofür wir von Natur aus geschaffen sind. Sie gehen. Sie gehen, um Brennholz zu suchen, sie gehen, um Wasser zu holen. Sie gehen, um ihre sozialen Kontakte zu pflegen. Sie sind stundenlang unterwegs, um für ihre Nahrung zu sorgen. Doch wir schaffen es oft nicht, vom Bäcker bis zum Metzger zu kommen, obwohl beide vielleicht nur 100 Meter voneinander entfernt liegen, ohne unser Auto von einem Standort zum anderen zu bewegen.

Einfaches, simples Gehen – für wen das Wort zu simpel ist, der kann auch ganz modern Walking sagen. Ja, dieses einfache und simple Gehen bewirkt Unglaubliches in unserem Körper. Es fördert den Kreislauf, verbessert die Herztätigkeit, kräftigt die Arterien und stärkt unser Atmungssystem, sorgt für einen verbesserten Austausch von Sauerstoff und Kohlendioxyd und fördert die Ausscheidung von Schlacken und Stoffwechselprodukten. Außerdem verbessert es unglaublich unsere Stimmung.

Das Schöne an dieser Sportart ist: Sie brauchen nichts zu lernen, keine besondere Technik anzuwenden, außer dass Sie Ihre Arme jeweils gegengleich zu den Füßen bewegen, was man aber normalerweise instinktiv richtig macht. Rechter Arm und linkes Bein werden nach vorne bewegt und im Gegenzug linker Arm und rechtes Bein. Dazu brauchen Sie keinen Trainer, kein besonderes Outfit, nur ein paar gute Schuhe. Sie sind von keinen Öffnungszeiten der Studios abhängig und es kostet Sie nichts. Sie können die Natur genießen, die frische Luft einatmen und nebenbei geben Sie Ihrem Körper all die Anforderungen, die er braucht, um zu funktionieren. Die Verletzungs- oder Verschleißgefahr ist im Gegensatz zu anderen Sportarten sehr gering. Ideal wäre es, wenn Sie 45 Minuten gehen und dabei drei bis vier Kilometer zurücklegen. Mit einem Pulsmesser können Sie Ihre Herzfrequenz überwachen und durch schnelleres Gehen, kräftigen Armeinsatz oder eine kleine Steigung so steuern, dass Sie alle Vorteile eines aeroben Trainings haben.

Eine weitere Alternative wäre langsames Laufen. Es genügen schon 30 Minuten am Tag, um Veränderungen an Körper und Seele hervorzurufen. Ihre Blutwerte verbessern sich. Ihr ganzer

Körper strafft sich. Ihr Selbstbewusstsein wächst. »*Laufen ist wie eine Droge, die Sie sich jeden Tag geben werden, wenn Sie einmal daran gewöhnt sind*«, so lautet die Aussage des deutschen »Fitnesspapstes« Dr. Strunz. Viele gesundheitliche Probleme lösen sich in nichts auf.

Mit regelmäßiger Bewegung – egal, ob Sie jetzt gehen oder laufen – weicht die Starre aus dem Körper, und wir sind wieder fähig, Kontakt zu uns aufzunehmen und unsere ureigensten Instinkte wahrzunehmen.
Wir erreichen wieder ein Lebensgefühl, das auf alle Bereiche unseres Lebens ausstrahlt.

Ein neuer Blickwinkel
Halten Sie sich an das Einfache.
Oft bringt es die besten Resultate.

Muskelkraft, die Leben schafft

Vom 30. Lebensjahr an verlieren wir pro Jahrzehnt etwa drei Kilogramm Muskelmasse und ersetzen diese durch Fett. Wobei es sich nicht generell um einen altersbedingten körperlichen Verfall handelt, sondern eher um eine Folge von Bewegungsmangel. Viele von uns nehmen das einfach so hin. »Das ist halt so im Alter!«, höre ich viele von Ihnen sagen. »Bodybuilding und Krafttraining bringen nur jungen Menschen etwas.« Falsch! Je älter wir werden, umso wichtiger ist es, eine gute Muskulatur zu besitzen. Wenn wir unsere Muskeln benutzen, verhindern wir nicht nur deren Abbau, sondern bleiben nachweislich länger jung. Durch regelmäßiges Muskeltraining bekommen wir eine bessere Körperhaltung und eine bessere

Figur. Vitalität und Selbstsicherheit gibt's gratis dazu. Was nützt es Ihnen, 100 Jahre alt zu werden und vor lauter Muskelschwäche morgens nicht aus dem Bett zu kommen?

Wenn wir darauf achten, dass unsere Muskeln nicht zu kurz kommen, kurbeln wir auch zusätzlich das Immunsystem an. Damit wehren wir Bakterien und Viren ab, verbessern unsere Lungenfunktion und somit die Versorgung der Körperzellen mit Sauerstoff. Außerdem trainieren wir neben den Muskeln auch noch Herz und Gefäße und beugen somit Bluthochdruck und Durchblutungsstörungen vor. Darüber hinaus verbessert ein starkes Muskelkorsett unsere Haltung, was uns vor Fehlbelastungen des Skeletts bewahrt und somit eine zusätzliche Stabilität schafft. Knochenbrüche kommen seltener vor, wenn uns eine starke Muskulatur schützt.

Wir können die biologische Uhr besonders eindrucksvoll mit Hilfe unserer Muskulatur zurückdrehen. Mehr Muskelmasse heißt auch gleichzeitig weniger Fett. Eine starke Muskulatur unter der Haut hält die Züge glatt und frisch. Eine entspannte Haltung, ein aufrechter Gang, straffe Oberarme und ein starker Rücken sind keine Frage der Jugend, sondern eine Frage des Muskeltrainings und der Ausschüttung von Hormonen während dieses Trainings. Das können Sie in jedem Alter haben!

Dr. Chopra berichtet von einer interessanten Studie, die von Wissenschaftlern der Tufts Universität durchgeführt wurde. Die Wissenschaftler gingen in ein Altersheim und stellten eine Gruppe alter Menschen für ein Fitnessprogramm zusammen. Sie wählten aber nicht die Fittesten aus, wie Sie vielleicht glauben, sondern die Gebrechlichsten, und ließen sie mit

Gewichten trainieren. Die Ergebnisse waren verblüffend. Innerhalb von acht Wochen waren die zuvor verkümmerten Muskeln bei allen Teilnehmern um das Dreifache angewachsen. Das hatte auch zur Folge, dass sich der Gleichgewichtssinn und die Bewegungskoordination verbesserte. Viele der Teilnehmer konnten auf ihre Gehhilfen verzichten, auf die sie vorher angewiesen waren. Bei allen kehrte ein langvermisstes, positives Lebensgefühl zurück. Aber das Erstaunlichste war: die jüngsten Teilnehmer waren 87, der älteste sogar 96 Jahre alt.

Sie müssen nicht in ein Fitnessstudio gehen, um an den Hightech-Kraftmaschinen Ihre Muskeln aufzubauen. Sie können sich zu Hause ein eigenes Fitnessstudio einrichten und es sogar überall mit hinnehmen. Kaufen Sie sich ein paar Hanteln und ein Thera-Band. Diese Gummibänder gibt es in verschiedenen Stärken in allen Sportgeschäften. Es gibt gute Bücher über Muskeltraining auf dem Markt, die Ihnen zeigen, wie es geht. Sie können einen Teil des Geldes, welches Sie für den Gang ins Fitnessstudio sparen, auch für eine Privatstunde mit einem Personaltrainer ausgeben – eine Investition, die sich lohnt. Der kommt zu Ihnen ins Haus und zeigt Ihnen genau, was Sie machen müssen. So können Sie nach Ihrem Zeitplan überall optimal trainieren.

Der wichtigste Schritt in diese Richtung ist, dass wir unsere Einstellung zum Altern ändern und nie aufhören – in keinem Lebensalter –, unsere Muskeln zu trainieren. Dann wird sich auch unser Alterungsprozess verändern. Wenn ein alter Mensch vor jeder Bewegung Angst hat und keinen Schritt mehr wagt, außer vom Bett zur Couch und wieder zurück zum Bett zu gehen, wird er schnell verfallen.

Ein neuer Blickwinkel
Trennen Sie sich von dem Gedanken, es im Alter
ruhiger angehen zu lassen.

Greifen Sie zu Vitaminen und Co.

Vielleicht entdecken Sie jetzt einen Widerspruch darin, wenn
ich Ihnen einerseits Verjüngung ohne synthetische und chemische Mittel verspreche, Sie aber andererseits auffordere, zu
Vitaminen, Spurenelementen und Mineralien zu greifen, die ja
in der Regel gerade eben auf solch eine Weise im Labor herge-
stellt werden.

Meine eigene Erfahrung hat mir jedoch gezeigt, dass man
trotz gesunder Ernährung mit viel frischem Gemüse und Obst
den Vitaminbedarf in Ausnahmefällen nicht decken kann.
Trotz Konsultation durch eine Vielzahl von Ärzten ist es mir
erst durch die Einnahme von Vitaminen gelungen, dem Entstehen von sehr schmerzhaften, über viele Monate immer
wiederkehrenden Aphthen (Entzündungen) an der Mund-
schleimhaut ein Ende zu bereiten. Gleichzeitig verschwand
auch meine seit Jahren bestehende Blutarmut, ausgelöst
durch einen herabgesetzten Hämoglobingehalt der roten Blutkörperchen.

Aber auch hier gilt: Die Dosis macht das Gift. Seien Sie vorsichtig mit Produkten, die Ihnen in Hochglanzbroschüren oder auf
schillernden Internetseiten aus den entlegensten Teilen der
Welt als Wundermittel angepriesen werden.

Jedoch halte ich richtig dosierte Vitamine neben einem gesunden Lebensstil mit viel Bewegung, wenig Stress, einer gesunden Ernährung und bewusster Psychohygiene als eine zusätzliche Garantie für ein langes und aktives Leben. Vitamine verhindern auf vielfältige Weise, dass wir anfällig werden für Krankheiten und vorzeitig altern.

Wie früher bereits erwähnt, sind die freien Radikale für viele Altersschäden verantwortlich. Außerdem spielen sie nachweislich bei der Entstehung von Krebs eine Rolle. Freie Radikale entstehen einerseits bei jedem Stoffwechselvorgang im Körper, andererseits durch Schadstoffe, Umweltgifte und Zigarettenrauch. Vitamine sind die reinsten Fänger dieser Radikalen. Fehlen sie in ausreichendem Maße, ist den Radikalen für die Zerstörung im Zellmilieu Tür und Tor geöffnet. Außerdem sind Vitamine die guten Schutzgeister bei vielen Stoffwechselvorgängen im Körper.

Eines der wichtigsten Vitamine ist das Vitamin C. Forscher der University of North Carolina und des University of Texas Health Science Center züchteten Mäuse, bei denen das Gen, welches Vitamin C produziert, inaktiviert wurde. Wir Menschen haben dieses Gen nicht, wir müssen Vitamin C über die Nahrung zu uns nehmen. Die Mäuse waren nach der Gen-Manipulation auf die Gabe von Vitamin C angewiesen, erhielten jedoch Futter, das nicht mit Vitamin C angereichert war. Nach zwei Wochen sank der Ascorbinsäure-Spiegel im Blut und im Gewebe der Tiere auf zehn Prozent des normalen Wertes. Die Auswirkungen auf die Blutgefäße der Mäuse waren dramatisch. An den elastischen Schichten der Hauptschlagader entstanden Risse, es kam zur Wucherung von Gefäßmuskelzellen und zur Abschuppung von Zellen an den Gefäßinnenwänden.

Nach Ansicht der Forscher dieser Studie lassen sich diese Ergebnisse auch auf Menschen übertragen.

Befasst man sich näher mit der Wirkungsweise von Vitamin C, stellt man fest, dass das ein Stoff ist, der Leben erhält und fördert. Seine wohl größte Wirkung lässt sich einfach mit dem Wort »Rundum-Gesundheitsschutz« beschreiben. Es kräftigt nachhaltig das Immunsystem, ist ein überaus wichtiger Helfer bei vielen Stoffwechselvorgängen, greift ins Hormongeschehen ein und ist ein großer Unterstützer bei Reparatur- und Regenerationsabläufen im Körper.

»Außerdem wirkt Vitamin C wie Balsam für die Seele« – so beschreibt Norbert Messing in seinem »Handbuch vom Vitamin C« die allgemeine Wirkungsweise und die besondere Geschichte, die sich in einer Schweizer Klinik zugetragen hatte. Dort verabreichte man einer fast 90-jährigen apathischen und geistig hochgradig verwirrten Patientin Vitamin C. Die Wirkung war dramatisch. Die Apathie fiel von der alten Dame ab. Ihr Orientierungssinn nahm zu und es drängte sie zu Aktivitäten und gesellschaftlichem Treiben. Ob sich bei jedem diese Wirkung erzielen lässt, kann nicht garantiert werden. Sicher ist allerdings, dass alleine schon die tägliche Gabe von Vitamin C es uns erlaubt, das Beste aus unserem Leben zu machen. Es verleiht uns Vitalität, Leistungsfähigkeit, Jugendlichkeit, Flexibilität und Spannkraft.

Vitamin C in Pulverform ist die preiswerteste Form dieser Nahrungsergänzung. Vitamin C sollte in niedrigen Dosen, über den Tag verteilt, genommen werden. Linus Pauling schreibt in seinem Buch »Das Vitaminprogramm«, dass so der Vitamin-C-Spiegel im Blut und im Gewebe gleichmäßig hoch bleibt. Bei höheren Dosen von z. B. 5 g werden beispielsweise nur etwa 1 g im Darm resorbiert. Verteilt man diese Menge von 5 g auf 5 Portionen, erhöht sich der Ausnutzungsgrad auf etwa 80 Prozent. Pauling selbst nahm von diesem Meistervitamin täglich 12 bis 18 Gramm und wurde weit über 90 Jahre alt. Er war bis zu seinem Lebensende aktiv, arbeitete weiterhin wissenschaftlich und hielt noch Vorträge. Mit der täglich hochdosierten Gabe von Vitamin C hielt er über viele Jahre seinen Prostata-Krebs in Schach.

Um topfit bis ins hohe Alter zu bleiben, empfiehlt sich außerdem die tägliche Gabe von:

• Vitamin E (400 Milligramm); bremst den Alterungsprozess, schützt vor Arterienverkalkung, Falten, Hautflecken und vor Krebs

• Selen (100 bis 200 Mikrogramm); schützt ebenfalls vor Krebs, entschärft freie Radikale

• Mineralien und Spurenelementen; zur Ergänzung des Mineralhaushaltes gibt es entsprechende Produkte

• OPC; es ist die zurzeit mächtigste Antioxidantie. OPC ist die Abkürzung für Oligomere ProCyanidine. In der Literatur wird darauf hingewiesen, dass OPC ähnlich wie Vitamin C aufgrund seiner geringen Größe die Bluthirn- und Rückenmarksschranke passieren kann, so in das Gehirn und Rückenmark gelangt, wo es die Nervenzellen vor Oxidation, also gegen Schäden durch die freien Radikalen schützen kann. Hier wird besonders auf die Schutzfunktion in Bezug auf Alzheimer, Parkinson, Multiple Sklerose, Epilepsie und Senilität hingewiesen. OPC stärkt die Widerstandsfähigkeit der Kapillargefäße, es bindet sich speziell an Kollagen und Elastin und verhindert so den vorzeitigen Abbau durch die Enzyme Kellagenase und Elastaase. OPC kann sowohl in Kapsel- als auch in Tropfenform eingenommen werden.

Zur täglichen Gewohnheit sollte auch das Trinken frisch zubereiteter Säfte werden. Sie enthalten viele weitere Vitamine, Spurenelemente und Mineralstoffe. Falls Sie über einen Entsafter verfügen, der Früchte und Gemüse ohne Zentrifugalkraft auspresst (die Ware wird dadurch nicht erhitzt), können Sie die Säfte vorbereiten und bis zu drei Tage im Kühlschrank aufbewahren.

Sitzen Sie nicht still

Sie haben schon gemerkt, dass ich Sie zu vielen neuen Dingen anregen möchte. Dazu gehört auch, dass Sie Ihre »Kuschelecke« verlassen. In dieser Kuschelecke herrscht Ruhe, Bequemlichkeit, Sattheit – bis jetzt! Es kann sein, dass Sie sich recht sorglos und optimistisch darin fühlen. Fühlen Sie sich aber im Moment in Ihrem Körper nicht wohl, weil Ihnen das eine oder andere wehtut, Sie vielleicht an hohem Blutdruck, Rheuma, Gicht oder sonst einer Krankheit leiden – oder weil Sie sich träge fühlen, Übergewicht haben oder überhaupt mit Ihrer Figur, mit Ihrem gesamten Äußeren nicht zufrieden sind, dann sollten Sie in diesem Fall ganz besonders die Ohren spitzen und die Augen schärfen. Das ist dann schon Grund genug, erst gar nicht richtig bequem und alt zu werden. Dann wird es Zeit, die Kuschelecke zu verlassen.

Schauen Sie einmal kurz in die Zukunft: Können Sie sich vorstellen, sich auch in 20 Jahren genauso zu fühlen und genauso zu sein, wie Sie jetzt sind? Ist dies eine Vorstellung, mit der Sie sich getrost in Ihre Kuschelecke zurückziehen können? Oder sind Sie nicht ganz zufrieden, sagen aber: »Ach Gott, es könnte schlimmer sein! Die paar Unpässlichkeiten, Gichtanfälle oder Migräneattacken.« Wenn Sie so weiterleben wollen wie bisher, dann ist das Buch zum jetzigen Zeitpunkt noch nichts für Sie. Lesen Sie in zehn Jahren wieder darin. (Aber vielleicht verlieren Sie dadurch wertvolle Jahre, in denen Sie sich besser fühlen würden!) Sagen Sie aber: »Nein, so möchte ich nicht weiterleben, und es gibt ja schließlich auch noch ein Leben vor dem Tode«, dann wird es Zeit, dass Sie Ihr Leben lebenswert gestalten und sich ab sofort schon mal geistig darauf vorbereiten.

Es geht nicht darum, Ihr Leben voller Wehwehchen um jeden Preis zu verlängern, sondern das Leben zu genießen, im vollen körperlichen und geistigen Bewusstsein und ohne Beschwerden. Das Glücksgefühl, »Leben pur« zu empfinden, sollte Sie nicht nur einmal zu Beginn des Frühlings streifen, sondern das ganze Jahr über anhalten. Machen Sie sich bewusst, dass zeitloses und grenzenloses Leben nicht in der Kuschelecke stattfindet. Vitalität, Gesundheit und wahre Erfüllung im Leben werden Sie nicht auf Ihrer Couch finden. Wenn wir etwas verändern wollen, müssen wir unsere lieb gewonnenen und vertrauten Gewohnheiten über Bord werfen.

Der Jammer mit uns Menschen ist leider, dass wir in der Regel immer lieber das tun, was uns Spaß macht bzw. was das Bequemste ist. So sind wir Menschen nun mal gestrickt. Wir neigen dazu, den Weg des geringsten Widerstandes zu gehen.

Unser Gehirn arbeitet nach dem Prinzip zweier Antriebe: weg von Schmerz und Pein, also von dem, was unser Leben bedroht – und hin zu Lust, zu allem, was Selbst- und Arterhaltung fördert. Das ist bei allen Menschen gleich. Wir unterscheiden uns lediglich darin, was wir persönlich als Lust oder Pein empfinden. Selbstverständlich tendieren wir dazu, das zu tun, was Schmerz vermeidet und Lust verbreitet – auch im Umgang mit unserer Gesundheit.

Für den einen kann Joggen eine Qual darstellen, und er stellt sich vor, dass er danach alle seine Knochen und Muskeln im Körper zählen kann. Für den anderen kann es eine Qual sein, nicht seinen geliebten Waldweg laufen zu können, die gute Luft in den Lungen nicht zu spüren und auf ein umfassendes Glücksgefühl verzichten zu müssen, wenn das Joggen ein- oder zweimal in der Woche ausfallen muss.

Gott sei Dank haben wir Einfluss auf unser Gehirn und können die Bilder, die mit Pein und Schmerz verankert sind, durch neue Bilder ersetzen, die wir mit Lust und Freude verbinden. Mit schönen Vorstellungen, die uns Freude bereiten, haben wir auch gleich eine ganz andere Motivation. Wir entwickeln regelrechten Ehrgeiz – jeder kann das. Wir müssen uns die Frage stellen, was uns entgehen würde, wenn wir etwas nicht tun, und wie viel Freude wir empfinden würden, wenn wir etwas tun. Wir alle entwickeln jede Menge Ehrgeiz, wenn uns etwas gut tut und sehr gut gefällt.

Stellen Sie sich vor, Sie verlassen Ihre Kuschelecke nicht und die eine oder andere Krankheit ergreift irgendwann Besitz von Ihnen – dann kann es Ihnen passieren, dass Sie sich irgendwann da wieder vorfinden, wo Sie mit Sicherheit nicht hin wollten. In Abhängigkeiten von fremden Personen! Wer sagt, das kann mir nicht passieren, der wiegt sich in trügerischer Sicherheit. Es passiert halt nicht nur den Nachbarn – und sehr viel eher, wenn man keine Verantwortung für sich und seine Gesundheit übernehmen möchte.

Was es bedeutet, alt – und das heißt im herkömmlichen Sinne krank – zu sein, zeigte mir ein Praktikum in einer geriatrischen Rehabilitationsklinik (Geriatrie = Altersheilkunde). Meine Arbeit dort hat mich sehr stark geprägt. Ich habe überwiegend mit hilflosen, alten, einsamen Menschen gearbeitet, die aufgrund von Schlaganfällen, Parkinson- und Alzheimererkrankungen zur Befriedigung ihrer elementarsten Bedürfnisse auf die Hilfe und Zuwendung von Fremden angewiesen waren. Mir wurde sehr deutlich vor Augen geführt, wohin eine unwissentlich schädigende Lebens- und Ernährungsweise führen kann. Und mir wurde klar, dass ich in die gleiche Abhängigkeit geraten könnte, wenn ich meine eigene Lebensweise nicht bewusst gestalten würde. Ich glaube nicht, dass mein starker Drang nach Selbstständigkeit und Eigenverantwortlichkeit im Alter schwächer werden wird. Ich müsste meine Träume aufgeben, was für mich unvorstellbar ist. Meine Träume sind: immer für mich selbst zu sorgen, selbstständig zu sein, mein eigenes Leben zu leben, etwas wirklich Wichtiges zu schaffen und meine Grenzen zu erweitern, und das in jedem Lebensalter. So nicht leben zu können, würde mir unendliche Pein bereiten.

Ich habe damals voller Leidenschaft erkannt, was meine Lebensaufgabe ist: Einfluss nehmen auf den Alterungsprozess und durch eine bewusste, ganzheitliche Lebensführung diesen Prozess verlangsamen und zeigen, dass Altern nicht gleichzusetzen ist mit Einsamkeit, Gebrechen und Hilflosigkeit. Auf der

Grundlage vieler Gespräche mit den Menschen in der geriatrischen Klinik habe ich einmal zusammengestellt, was alles auf uns zukommen kann, wenn wir unseren Alterungsprozess nicht bewusst in unsere Hände nehmen.

Die Patienten beschrieben ihre Gefühle und ihre Lebenssituation folgendermaßen:

- Ausgeliefertsein
- Selbstständigkeit und Eigenverantwortlichkeit aufgeben müssen
- Abhängigkeit von Verwandten, Staat und Pflegepersonal
- Verletztheit und Verletzlichkeit
- Keine Einflussnahme auf das eigene Leben mehr nehmen zu können
- Hilflosigkeit
- Tränen und Traurigkeit
- Frustration
- Schmerz
- Schwaches Selbstbewusstsein
- Trennungsschmerz
- Einsamkeit
- Entbehrung
- Gewissheit, am Leben nicht mehr teilzuhaben
- Opfer sein
- Mit seiner Zeit nichts mehr anfangen zu können
- Unsicherheit
- Das Gefühl, völlig unbedeutend zu sein
- Nur noch eine Minimalexistenz führen
- Verlust der Lebensqualität
- Nur noch ein ödes Leben ohne jede Abwechslung
- Mein Leben: ein Zustand, den ich unerträglich finde
- Warten, z. B. auf Angehörige

• Ein ständiges Ärgernis: kontrolliert und bevormundet zu werden

Befragt man dagegen Menschen, die selbstständig und bewusst ihr Leben leben, wie sie sich im Alter fühlen, erhält man folgende Beschreibungen und Schlagwörter:

• Lebendigkeit
• Ausdruck von persönlichem Lebensstil
• Spaß pur
• Viele Wahlmöglichkeiten
• Unterhaltung
• Abwechslung, Spannung
• Dankbarkeit
• Wunderbares Gefühl
• Unendliche Freiheit
• Ein Privileg, mein Leben so zu gestalten, wie ich es möchte
• Voller Möglichkeiten
• Eigenverantwortliches Leben
• Liebesbeziehungen
• Die Möglichkeit, das Leben auf höchstem Niveau zu leben
• Energie
• Lebensqualität
• Möglichkeiten zu reisen, Menschen kennen zu lernen

Es reicht nicht, von der Kuschelecke im flotten Tempo und mit kräftigen Armschüben zum Ohrensessel zu gehen und sich dann wieder dem Nichtstun hinzugeben. Nur wenn wir alles geben, macht unsere Existenz einen Sinn. Irgendwer hat einmal gesagt, das Leben hilft denen, die 100%ig zu leben wissen. Es ist nie zu spät, mit grenzenloser Energie zu leben und alles zu genießen, was das Leben zu bieten hat.

Natürlich haben wir alle mal Tage mit »Durchhänger« und wir können beim besten Willen nicht immer super drauf sein. Wir haben aber die Chance, jeden Tag von vorne zu beginnen. So kommen wir unserer Vision immer näher und werden immer mehr zu dem Menschen, der wir sein wollen: ein Mensch ohne spürbare Alterszeichen.

Ein neuer Blickwinkel
Verlassen Sie Ihre Kuschelecke.
Es wird Ihnen gefallen.

KAPITEL 6
Zeit fürs Tun

Das Leben meistern

Wenn Sie sich entschieden haben, Ihre Kuschelecke zu verlassen, empfehle ich einen Großputz für Körper, Geist und Seele. Neu durchstarten, auf der ganzen Ebene. Ziehen Sie geistig eine Linie: Unterhalb der Linie liegt die Vergangenheit mit alten Glaubenssätzen, alten Denkmustern und mit all den verstaubten Emotionen. Darüber liegt die Zukunft. Mit der Möglichkeit, der Mensch zu werden, der Sie sein können. Charismatisch, mit jugendlicher Frische, vital, glücklich, gesund und voller Tatendrang. Es ist Zeit, sich zu befreien!

Immer wenn sich in meinem eigenen Leben ein neuer Abschnitt angekündigt hat, habe ich mich bewusst von den Reliquien der Vergangenheit getrennt. Ich habe mein altes Leben entrümpelt. Einige Jahre war ich in Beziehungen verhaftet, in denen ich mich weder für die eine noch für die andere entscheiden konnte. Ganze Tagebücher habe ich mit all meinem Gefühlschaos, mit Zweifeln, Ängsten und Sorgen gefüllt. Bilder, Briefe, kleine handgeschriebene Zettel feinsäuberlich in einen Karton verpackt, mit dem Gefühl, ohne diesen Inhalt nicht leben zu können. Nach einem Jahr im »neuen Leben« habe ich meine Seele befreit und den Inhalt des Kartons unter meinem Bett vernichtet. Ein kalter Winterabend war geradezu ideal für ein loderndes Feuer im Ofen – und ideal für einen Rundumbefreiungsschlag. Weg mit dem Ballast der Jahre. Frei für die Zukunft! Frei für etwas Neues!

Entrümpeln Sie Ihr altes Leben. Beginnen Sie – nachdem Sie tief durchgeatmet haben – mit Ihrem Kleiderschrank. Seien Sie jetzt stark und rigoros. Alles, was Sie seit einem Jahr nicht mehr angezogen haben, packen Sie in Säcke. Für die zarten Seelen unter Ihnen, deren hysterische Schreie ich direkt höre: »Aber das sind alles Designerklamotten!«, empfehle ich, die Säcke ein Jahr lang aufzubewahren. Wenn Sie sie nach einem weiteren Jahr nicht mehr durchstöbert haben: Weg damit! Bedenken Sie, dass Sie damit irgendeinem Menschen auf dieser Welt eine große Freude machen, der Ihre Kleidung vielleicht dringender braucht als Sie – wenn auch nicht unbedingt Designerkleider. Unter Umständen bitten Sie Ihre beste Freundin oder besten Freund, Ihnen die Qual der Wahl zu erleichtern und bei der »Entsorgung« zur Seite zu stehen. Vieles, was in Ihrem Kleiderschrank hängt, entspricht eh nicht mehr Ihrem neuen, zeitlosen Stil. Egal, auch wenn es noch sooooooo teuer war. Raus damit!

Oft vernebeln einem die alten Erinnerungen den klaren Blick für die Zukunft. Wir sind und werden regelrecht betriebsblind gegenüber den Dingen und dem schlicht undefinierbaren Ramsch, den wir im Laufe der Jahre ansammeln. Gehen Sie systematisch vor und nehmen Sie sich als nächstes jede Woche einen neuen Raum vor, den Sie entrümpeln wollen. Kämpfen Sie sich durch, vom Speicher bis zum Keller.

Wenn Sie diese Hürde geschafft haben, schielen Sie mal vorsichtig auf Ihre Freundschaften. Wie fühlen Sie sich, wenn Sie mit Freunden zusammen sind? Beflügelt oder ausgelaugt? Niedergeschlagen oder gestärkt? Ich hatte mal eine Freundin, die mir viel bedeutete. Das Seltsame an dieser Freundschaft war aber, dass es ihr schlecht ging, wenn ich ihr von meinen Erfolgserlebnissen erzählte. Ihr Gesicht gefror regelrecht zu einer starren Maske. Hatte ich hingegen Kummer, ging es mir so richtig schlecht, dann blühte sie auf, strahlte aus allen Poren. Alles, was ich hatte, wollte sie auch. Sie trachtete nach allem, was mir lieb und heilig war, und schreckte dabei vor nichts zurück. Obwohl mir die Trennung sehr wehtat, genoss ich es sehr, nicht mehr von ihren stechenden, prüfenden Augen wie ein begehrliches Objekt abgescannt zu werden. Ich habe diesen Schritt nie bereut. Wenn ein Freund oder eine Freundin sich nicht über Ihre kleinen und großen Siege im Leben freuen kann und Sie vielleicht noch wegen Ihrer Erfolge ein schlechtes Gewissen gegenüber diesem Menschen haben, dann wird es Zeit, sich zu trennen.

Vergeuden Sie Ihre Zeit prinzipiell nicht mit Menschen, mit denen Sie nicht wirklich zusammen sein wollen. Konzentrieren Sie sich auf die Personen, die Ihnen wichtig sind. Umgeben Sie sich mit Menschen, die Sie beflügeln und nicht herunterziehen.

Trennen Sie sich dann als nächstes emotional von denjenigen Menschen, die Sie verletzt haben oder gegen die Sie einen geheimen Groll hegen. Lassen Sie los. Ich weiß, es hört sich leichter an, als es ist, denn Loslassen ist eines der schwierigsten und gleichzeitig heilsamsten Unterfangen des Lebens. Stellen Sie eine Liste derjenigen Personen auf, von denen Sie sich befreien wollen. Nichts kostet mehr Kraft und Energie als die Pflege alter, verstaubter Emotionen wie Hass, Neid und Wut. Zelebrieren Sie ein Ritual, in dem Sie die Person, der Sie diese negativen Gefühle entgegenbringen, aus Ihrem Leben entlassen. Nehmen Sie Ihren Teil der »Schuld« an und vergeben Sie diesen Menschen. Lernen Sie zu verzeihen, es befreit Sie von den Fesseln der Vergangenheit. Wirklich frei sind Sie, wenn Sie abends im Bett an diese Menschen denken und ihnen mit aufrichtigem Herzen Liebe senden können. Probieren Sie es, auch wenn es Ihnen noch so schwer fällt. Es hat eine ungeheuer befreiende Wirkung.

Sie werden sich wunderbar fühlen, wenn Sie sich von so viel Unnützem befreit haben. Glauben Sie mir, die Dinge, die in Ihrem Leben wichtig und schön waren, werden Sie sowieso aufbewahren: in Ihrem Herzen! Dazu brauchen Sie weder Kisten, Schachteln noch Tagebücher zu horten. Ich höre direkt, wie Sie seufzen: »Ach du meine Güte, wenn ich das vorher geahnt hätte!« Vielleicht können Sie sich die Sichtweise von Thomas Edison zu Eigen machen, der im Alter von 67 Jahren alle seine Aufzeichnungen und seine gesamten Forschungsergebnisse durch einen Brand in seinem Labor verlor. Vollkommen gefasst sagte er zu seiner Frau: »Schau mal, wir werden in unserem ganzen Leben nie wieder so etwas Einzigartiges erleben. Katastrophen haben einen großen Wert: Alle unsere Fehler verbrennen gerade. Gott sei Dank, wir können ganz neu anfangen.«

Nun, Sie müssen keinen Brand legen, um sich Platz für Neues zu schaffen.

Gehen wir über zum nächsten Schritt, in dem es darum geht, wie man seine Emotionen selbst beeinflussen und damit sein ganzes Leben verändern kann.

Albert Einstein hielt es für die wichtigste Frage, ob wir die Welt für einen freundlichen Ort halten oder nicht. Wenn Sie der Welt positiv entgegentreten, kann Ihnen eigentlich gar nichts passieren. Sie stehen auf der Sonnenseite des Lebens. Ganz automatisch erhalten Sie auch von Ihrer Umwelt eine positive Rückmeldung. Sie erleben Ihr Leben als eine sich selbsterfüllende (positive) Prophezeiung. Gefühle wie Dankbarkeit, Freude, Spontaneität und Offenheit sind Attribute eines Optimisten.

Können Sie sich noch an meine Ausführungen darüber erinnern, wie eng die Wechselwirkungen zwischen seelischen und körperlichen Prozessen sind und dass jeweils der eine Bereich den anderen beeinflusst? Ich habe Ihnen gesagt, wie z.B. gebücktes Herumgehen, nach vorne gebeugte Schultern unsere Stimmung drücken oder verschlechtern können. Auf der anderen Seite können eine aufrechte Körperhaltung, kraftvolles Ausschreiten mit erhobenem Blick uns zuversichtlich und kraftvoll stimmen.

Wir können also auch unsere emotionalen Zustände selbst schaffen. Meist unbewusst lassen wir uns durch äußere Umstände in unserer Stimmung beeinflussen. Immer haben wir die Wahl. Kommt z.B. ein aggressiver Autofahrer daher und schnappt Ihnen den letzten Parkplatz weg, haben Sie die Wahl, die üble Laune des anderen aufzunehmen oder ihn mit einem Lächeln »auflaufen« zu lassen. Denn nichts wird ihn mehr befriedigen, wenn er seinen Ärger an Sie abgeben kann. Ihm wird es besser gehen und Ihnen schlechter. Sie können sich entscheiden, ob Sie in Ihrem Leben eher Ärger, Zorn und Übellaunigkeit oder Gelassenheit vorherrschen lassen wollen. Sie wissen ja selbst, wie es sich anfühlt, frustriert oder fasziniert zu sein. Entscheiden Sie sich für die Faszination.

Benjamin Franklin beschreibt in seiner Autobiografie, wie er sich zwölf Tugenden aussuchte und sich vornahm, diese zwölf Tugenden oder auch Gefühlszustände jeden Tag erleben zu wollen. Er wollte sein Leben in die von ihm gewünschte Richtung lenken. Machen Sie es wie Franklin. Legen Sie Ihren eigenen Ehren- oder Verhaltenskodex fest und tragen Sie diese Werte untereinander in eine Monatsübersicht Ihres Terminkalenders ein. Franklin sagte sich: »*Jedes Mal, wenn ich gegen eine Regel in diesem Verhaltenskodex verstoße, werde ich einen kleinen schwarzen Punkt neben die betreffende Regel und den Tag malen. Mein Ziel besteht darin, keine schwarzen Punkte im Diagramm zu haben. Dann weiß ich, dass ich wirklich gemäß meinen Wertvorstellungen lebe.*« Franklin legte später diese Liste voller Begeisterung einem Freund vor und stellte stolz sein System vor. Dieser Freund riet ihm, noch eine weitere Tugend aufzunehmen: »Bescheidenheit«. Lachend nahm er diese 13. Tugend mit hinzu.

Legen Sie Ihren eigenen Kodex fest, der aus sechs, sieben oder mehr Gefühlszuständen bestehen kann und versuchen Sie, jeden Tag diese Gefühle in Ihren Alltag zu integrieren. Legen Sie Ihre persönlichen Regeln fest und lassen Sie sich nicht von den äußeren Umständen niederdrücken.

Ein neuer Blickwinkel
Meistern Sie die Kunst, das Wichtige vom Unwichtigen zu unterscheiden.

Regeln, die Sie unbedingt ignorieren müssen

Kennen Sie die Festivitäten, wenn jemand seinen 50. Geburtstag im großen Stil feiert? Das Geburtstagskind wird in der Regel mit vielen unsinnigen Geschenken bedacht, die es scherzhaft auf das Ende seiner Lebensblüte und den Beginn von Altersgebrechen wie Krankheit, Gebrechlichkeit und Vergesslichkeit vorbereiten wollen.

Da werden Kukidenthaftpulver für die dritten Zähne oder eine Repaircreme für die reife Haut verschenkt. Oder die berühmt-berüchtigten Pülverchen, Pillen und Säfte zur Stärkung der Potenz. Oder ein Stärkungsmittelchen für das schwächer werdende Herz. Auch ein Säftchen für ein multidimensional-durchblutetes Gehirn wird gerne geschenkt. Natürlich freuen wir uns über den Gutschein der lieben Freundinnen für eine Schönheitsfarm – für die Restaurierung der sicher bald bröckelnden Fassade.

Wie wäre es, wenn Sie all die starren Vorurteile über das kommende Alter in den Wind schießen? Anstatt sich von der Gesellschaft auf den Schaukelstuhl vorbereiten zu lassen, planen Sie die zweite Hälfte Ihres Lebens. Ihr zweites Leben!

Feiern Sie Ihren 50. als zweiten Geburtstag! Mit Pauken und Trompeten!

Genießen Sie Ihre neue Geburt. Sie haben die Chance, noch einmal genauso lange zu leben, wie Sie jetzt an Lebensjahren hinter sich gebracht haben. Jetzt haben Sie die besten Voraussetzungen dazu. In der ersten Hälfte Ihres Lebens waren Sie unwissend, unerfahren, Sie mussten vieles noch lernen. Sie wurden in vorgefertigte Bahnen gelenkt, geformt von den Eltern, Lehrern, Vorgesetzten. Jetzt haben Sie die Chance, ein kreatives, positives und erfüllendes Leben zu planen. Welch eine Chance! In der Regel sind Ihre Kinder – sofern Sie welche haben – schon eigene Wege gegangen. Wenn Sie nicht gerade in der Vorstandsebene beschäftigt sind oder eine hoch dotierte Managerin oder hoch dotierter Manager sind, hat Ihre berufliche Karriere sehr wahrscheinlich schon den Höhepunkt erreicht – mehr ist in der Regel nicht drin. Leider ist es in unserer leistungsorientierten Gesellschaft so, dass Sie nach dem 50. Lebensjahr nicht mehr viel zu erwarten haben.

Die Fehler der Jugend, Unsicherheit und Unwissenheit liegen bereits lange hinter Ihnen. Die Zeichen der Weisheit – Toleranz, Vielseitigkeit, kleine Fältchen – haben sich schon eingestellt.

Durchlüften Sie Ihren Geist und entlasten Sie ihn von all den starren Vorurteilen über das Alter. Wenn Sie sich Ihr Leben in den nächsten 40 oder 50 Jahre geistig vorstellen, was wollen Sie haben?

Gesundheit? Eine sinnvolle Aufgabe? Glück und Weisheit? Warum sollte das alles für Sie nicht möglich sein? Wie Sie gesund werden und bleiben können, wissen Sie jetzt. Wie Sie Ihren Alterungsprozess umkehren können, wissen Sie auch. Wie Sie eine sinnvolle Aufgabe finden, können Sie sich jetzt auch vorstellen. Falls nicht, lesen Sie noch einmal den Abschnitt »Seien Sie größenwahnsinnig« – Ihnen selbst sollten jetzt genügend Ideen kommen. Ihr Glück können Sie selbst machen. Ja, Sie können Ihr Glück selbst machen! Glück ist nicht nur eine Frage des Schicksals oder des Zufalls. Das ist ein Irrglaube. Glück entsteht aus uns selbst. Aus unserer Gesundheit, aus unseren Zielen, aus unserer Tätigkeit und aus unserer Fähigkeit, Visionen im Leben zu haben, sie uns immer wieder bildlich vorzustellen, zu verfolgen und zu realisieren. Und Weisheit, die wird Ihnen im Laufe der Jahre umsonst gegeben!

Wissen Sie, warum die meisten Menschen keine 100 Jahre alt werden wollen? Diese Frage hat Griebl in einem Vortrag über Langlebigkeit sicher zutreffend beantwortet: Langeweile, Einsamkeit, Krankheit, Depression und Hilflosigkeit sind die Hauptgründe. Die Gründe dieser Menschen sind berechtigt. Wenn es ihnen jetzt schlecht geht und sie sich langweilen, deprimiert sind, sich hilflos fühlen, ja warum in Gottes Namen sollen sie sich wünschen, dass es ihnen ewig weiter so schlecht geht? Viele Menschen wissen nicht, dass sie ihr Leben und ihr Altern aktiv mitbestimmen – sie altern langsam vor sich hin, statt aktiv zu leben. Die meisten Menschen legen ihr Altern durch ihre eigenen Gedanken selbst fest.

Sie kennen doch auch Sätze wie »Jetzt ist mein Leben gelaufen« ... »Jetzt gehöre ich zum alten Eisen« ... »Ich werde nicht alt, meine Eltern und Großeltern wurden auch nur ... Jahre alt«?
Ständig und ununterbrochen senden Sie diese Botschaften an Ihre Zellen. Die Menschen setzen sich die Zeit selbst! Ich erinnere Sie:

Zeit ist unbegrenzt,
sie ist nicht linear,
Zeit existiert nur so, wie wir sie empfinden.

Es gibt nur diesen Moment, in dem Sie leben, hier und jetzt. Und Sie sollten leben! Planen Sie trotzdem die nächsten zehn, 20 oder noch mehr Jahre – voller Sie begeisternder Lebensziele. Es wird Sie davon abhalten, alt werden zu wollen.

Die nächste Regel, die Sie brechen sollten, lautet: »Man soll es im Alter ruhiger angehen lassen und dann den nahenden wohlverdienten Ruhestand genießen.« Streichen Sie aus Ihrer Vorstellung, dass ab einem gewissen Alter das aktive Leben vorbei sein soll. Nehmen Sie stattdessen in Ihr Bewusstsein auf, dass es durch immer neue Lebensziele verlängert und durch unsere Vorstellung gezielt gesteuert und erneuert werden kann.

Menschen, deren geistige Nahrung ausschließlich aus »alternden« Gedanken besteht wie z.B.: »Ab 50 bin ich keine Frau mehr«, »Dazu bin ich zu alt«, »Das ist nichts mehr für mich«, »Das Leben ist gelaufen« oder »Man muss jeden Tag damit rechnen« (in der Regel mit nichts Gutem!), entwickeln mit der Zeit eine lebensverneinende und selbstzerstörerische Grundhaltung, aus der heraus sie ihren Alterungsprozess negativ beeinflussen.

Auch hier passt der Grundgedanke von Griebl auf das Alter bezogen: Altern ist das Resultat einer unbewussten Geisteshaltung und Lebensführung. Je mehr Sie Ihr Leben organisieren, auf neue Ziele ausrichten, und zwar so, dass es Ihnen Spaß bringt, desto stärker, gesünder, vitaler, jünger und glücklicher werden Sie sich fühlen. Und je lebendiger Sie sich fühlen, desto jünger, aktiver, vitaler werden Sie bleiben. Sie haben dann genau die Lebenssituation, in der Sie sich wohl fühlen. Da gibt es keine Langeweile und keine Depression.

Ich selbst will nicht warten, bis ich 50 Jahre alt bin. Ich habe bereits mit 43 Jahren angefangen, darüber nachzudenken, was meine Lebensvision sein könnte und welche Tätigkeit ich bis zu meinem Lebensende ausführen möchte. Zu oft habe ich erlebt, wie Familienangehörige, Bekannte und Kollegen nach der Pensionierung in ein schwarzes Loch gefallen sind und sich abgeschoben und zum alten Eisen gehörig gefühlt hatten. Natürlich haben mich Freunde und Bekannte für verrückt erklärt, als ich verkündete, dass ich meine Stelle im öffentlichen Dienst aufgeben würde. »So eine sichere Arbeitsstelle aufzugeben, dazu noch in deinem Alter ...!«

Irgendwann fing es mal an, dass ich mich sonntags nicht mehr auf den Montag freute. Das war der Zeitpunkt, über eine Veränderung nachzudenken. Es ist mir nicht leicht gefallen. Ich ging dann schließlich mit einem weinenden und einem lachenden Auge. Mit einem weinenden Auge, weil ich mich von etwas trennen musste, was mir lange Zeit Lebensinhalt gewesen war und mit einem lachenden Auge, weil ich wusste, dass ich den Mut und die Chance haben würde, noch einmal von vorne zu beginnen. Denn ich wusste, wenn ich das Alte nicht loslassen würde, könnte nichts Neues entstehen.

Eine Bekannte von mir hat ihren 50. Geburtstag so bewusst gefeiert, wie ich es Ihnen vorhin geschildert habe. Sie hat ihr Leben neu organisiert. Trotz großer finanzieller Einbußen hat sie für sich – auch ihrer angeschlagenen Gesundheit zuliebe – die volle Verantwortung übernommen und ihre sichere, aber sie sehr belastende Stelle aufgegeben. Heute arbeitet sie manchmal 12 bis 14 Stunden am Tag, aber vollkommen glücklich und zufrieden. Endlich lebt sie das, was sie jahrelang unterdrückt hat: ihr kreatives Potenzial.

Also, egal wie alt Sie sind – ob 30, 40, 50, 60 Jahre oder älter – schreiben Sie das Drehbuch Ihres Lebens mit Ihnen als Hauptdarsteller neu. Leben Sie nicht wie die breite Masse und ziehen Sie sich nicht ab einem bestimmten Alter in den Schaukelstuhl zurück!

Ein neuer Blickwinkel
Brechen Sie die Regeln und leben Sie nach Ihren eigenen Gesetzen.

Schaffen Sie Ihren eigenen Stil

Unser Körper spiegelt in seiner Haltung unser Inneres wider. Bei Menschen, die zeitlos oder alterslos sind, stimmt ihr inneres Wesen mit ihrem äußeren überein.

Sie haben ihre Vorstellungen vom Leben, wissen, was sie können und genauso, was sie nicht so gut können. Wie schaffen wir es, dass wir ganz authentisch sind? Ganz einfach! Wir müssen uns erst einmal so annehmen, wie wir sind. Mit all unseren Schwächen und Stärken. Erst wenn wir dies tun, haben wir die Basis dafür geschaffen, dass wir an uns arbeiten können. Wenn Sie sich jetzt ständig grämen, weil Sie nicht so sind, wie Sie sein wollen, kostet Sie das ungeheure Energie. Damit füttern Sie auch Ihr Unterbewusstsein mit negativen Inhalten, welches ja alles in Ihrem Leben nach Ihren Vorstellungen und Vorgaben zu realisieren versucht. Verstärkt wird dieser Energieverlust noch durch negative Gefühle, die wir vielleicht bezüglich unseres Äußeren hegen. Gefühle wie Abscheu, Verachtung, ja sogar Hass. Verurteilen bringt nichts – es zieht eher genau das an, was Sie verurteilen. Wenn sich Ihr Denken über das Altern ändert, wird sich auch Ihr Körper verändern. Über ihn haben Sie die Möglichkeit, Ihre Entwicklung sichtbar zu machen. Dazu möchte ich Ihnen von einer Begegnung erzählen, die schon viele Jahre zurückliegt und die ich nie vergessen werde.

Ich habe damals noch in Freiburg gelebt und bin mit meiner Clique vor dem strömenden Regen in eine Kneipe geflüchtet. Da kam sie herein: groß, schlank, fast hager mit nassem, grauem, halblangem Haar. In ihren tropfnassen Trenchcoat gehüllt, durchschritt sie mit langen, elastischen Schritten und aufrechter Körperhaltung das Lokal. Obwohl sie uns alle übersah, übersah keiner sie. Sie hatte eine unglaubliche Ausstrahlung und hob sich deutlich von allen anderen ab. Diese Frau war Anfang 70! Und ich fühlte mich als 20-Jährige von ihr in den Schatten gestellt.

Ich bin sicher, dass ihre Haltung ihr Inneres widerspiegelte. Auf mich wirkte sie vollkommen alterslos. Ihr inneres Wesen äußerte sich über ihren Körper. Da spielt das chronologische Alter keine Rolle.

Wenn Sie anfangen, die MB-Methode täglich anzuwenden, dann überprüfen Sie gleichzeitig Ihre äußere Erscheinung und arbeiten Sie an ihr, falls dies nötig sein sollte. Fangen Sie mit der Kleidung an. Vielleicht halten Sie mich jetzt für oberflächlich, aber zunächst wird jeder nach seinem Äußeren beurteilt. Kleider machen Leute! Auch wenn Sie protestieren, überlegen Sie mal: Sie kommen in einen Raum, alle Blicke sind auf Sie gerichtet. Was sieht man von Ihrem Körper? Oft nur Ihre Hände und Ihr Gesicht, das ist ein verschwindend kleiner Prozentsatz. Die restlichen 90% Ihrer Erscheinung – also Ihre Kleidung – beeindrucken das Bewusstsein und Unterbewusstsein der Menschen, die Sie betrachten. Der Satz »Kleider machen Leute« hat nach wie vor Bedeutung. Sie werden zu einem nicht unbedeutenden Teil nach ihnen eingeschätzt. Deshalb sollten Sie schon heute damit beginnen, die Persönlichkeit, die Sie für den Rest Ihres Lebens bleiben wollen, auch nach außen zu tragen: eine charismatische und zeitlose Persönlichkeit!

Sorgen Sie dafür, dass Sie niemals in der Menge untergehen und übersehen werden. Fallen Sie auf, aber nicht mit grellen Papageienfarben und schrillen Mustern, sondern mit Esprit und Jugendlichkeit. Kreieren Sie Ihren eigenen Stil. Ziehen Sie die Aufmerksamkeit auf sich, indem Sie authentisch sind. Hören Sie auf, sich sklavisch der Mode zu unterwerfen.

Beobachten Sie einmal elegante, ausdrucksstarke Persönlichkeiten. In der Regel ist deren Kleidung von einer erlesenen Einfachheit und sie haben ihren eigenen, ganz persönlichen Stil. Audrey Hepburn verkörperte für mich zeitlose Eleganz und Schlichtheit in ihrer Kleidung. Sie hatte ihren eigenen Stil, der über ihren Tod hinaus auch heute noch das Modegeschehen prägt.

Nehmen Sie sich die Zeit und finden Sie Ihren eigenen Stil – Sie können ihm dann ein Leben lang treu bleiben. Grundsätzlich gilt dabei das Motto: »Weniger ist mehr«.

Apropos »Weniger ist mehr«: Ich muss Ihnen gestehen, dass ich schmucküberladene Finger und Handgelenke besonders bei älteren Frauen zutiefst verabscheue. Sie signalisieren mir: »Hier, seht her, ich habe jede Menge Geld und Gold ... und mit nichts anderem mehr kann ich glänzen.« Es wirkt auf mich, als würden sie die ihnen innerlich fehlende Jugendlichkeit durch überladenen Schmuck an ihrem Äußeren wettmachen wollen. Scheußlich! Einfach scheußlich!

> **Ein neuer Blickwinkel**
> Machen Sie so viel aus sich, wie Sie können.
> Sie werden sich einfach gut fühlen!

Hüten Sie sich vor den Zeichen der Zeit

Nichts vermasselt einem das Bild einer dynamischen, jugendlichen Erscheinung so sehr wie eine schlechte Körperhaltung durch nach vorne gebeugte Schultern.

Warum – verdammt und zugenäht – bin ich nur so in die Länge geschossen, so groß geworden? Schaue ich mir Fotos an, auf denen ich mitsamt allen Familienmitgliedern abgelichtet bin, überrage ich sie alle um Kopfeslängen. Meine um zwei Jahre ältere, aber um zwei Kopf kleinere Schwester prophezeite mir bereits mit neun Jahren eine düstere Zukunft. Sie meinte: »Du kriegst nie einen Mann ab.« Das hat mich auch nicht gerade aufgebaut! Kurze Zeit später verliebte ich mich auch noch unsterblich in einen Jungen aus einer anderen Klasse. Meine Schwärmerei vernichtete er mit einem einzigen Satz: »Hallo, wie ist die Luft da oben?« Peng, das saß. Er war natürlich kleiner als ich! Jahre später, als ich von Freiburg nach München ging, nahm ich die Sache mit meiner Körpergröße schon gelassener. Ich fand schnell Anschluss in einer Clique, die mir auch bald einen Spitznamen verpasste: »Sommer 77«. Ich war zunächst sehr stolz auf diesen Namen – »Sommer 77« hört sich doch toll an. So nach Frische, Elan, Esprit! Aber wissen Sie, warum die mich so nannten? Sommer 77 hieß nichts anderes als »die lange Dürre«! Es hatte in diesem Jahr über sechs Wochen nicht geregnet und alle Grünflächen und Bäume waren ausgetrocknet und versengt von der Sonne. Daher mein Spitzname: die lange Dürre!

Im Laufe der Jahre bekommt nicht nur das Selbstbewusstsein einen Knick, nein, auch die Halswirbelsäule! Aus und vorbei mit der Größe.
Obwohl es mir mittlerweile an Selbstbewusstsein nicht mehr mangelt und sich – Gott sei Dank – auch die düsteren Prognosen meiner Schwester nicht erfüllten, habe ich heute trotzdem »den Salat«.

Was ich damit meine? Nun, kennen Sie das Geheimnis schöner Frauen? Eine schöne Kopfhaltung, ein geschmeidiger und aufrechter Gang, fließende Bewegungen.
Das alles signalisiert Jugendlichkeit, Zeitlosigkeit, Charisma.

So, und jetzt kommen wir daher: die Schiefen, Krummen und Gebeugten. Den aufrechten Gang haben wir verloren. Mit nach vorne gebeugtem Oberkörper schleppen wir uns durchs Leben. Müde und erschlagen schon nach ein paar Stunden, weil die Organe und die Muskulatur durch die gestauchte Körperhaltung nicht genügend Sauerstoff bekommen. Wo soll da der geschmeidige Gang, die fließende Bewegung und die schöne Kopfhaltung herkommen? Aber das ist ja noch nicht mal das Schlimmste: Viel schlimmer sind die zu erwartenden Erkrankungen durch die anatomisch falsche Haltung der Wirbelsäule.

Laut der Buchautorin und Expertin für eine gute Haltung, Frau Dr. Martha Podleschak, kann es zu einer Reihe von Erkrankungen kommen, von denen ich Ihnen wenigstens einige nennen möchte:

Kompression und Verlagerung im Herz- und Lungenbereich, mögliche Beeinträchtigung der Herzdurchblutung. Mögliche Folgen: Schädigung der Herzkranzgefäße, Beklemmungen, Angstgefühl.

Um Sie nicht noch weiter zu schocken, lasse ich den Bereich in der Mitte des Körpers – Magen, Leber, Bauchspeicheldrüse, Darm etc. – weg und gehe gleich zum kleinen Becken über. Auch hier möchte ich nur einige wenige Folgeschäden nennen: Gebärmuttersenkung, Scheidenvorfall, Hämorrhoiden und die weit verbreitete Inkontinenz. Frau Dr. Podleschak meint, dass viele Frauen ihre Gebärmutter noch hätten, wenn sie die einfachste und schmerzloseste Methode der Welt zu ihrer Gesunderhaltung kennen würden: eine aufrechte Haltung.

Und was glauben wir mal wieder? Es ist das Alter! Das Alter ist es, was uns beugt, und es ist das Schicksal, das uns die Schmerzen bringt. Nein, wir sind es selber! Leider können wir auch hier nur zu 30 Prozent den Genen die Schuld in die Schuhe schieben. Die restlichen 70 Prozent unseres Befindens sind auf unsere innere und äußere Haltung gegenüber den Lebenssituationen zurückzuführen. Meist beginnt dieser Prozess schon in der Schule.

Wir haben uns durch eine unbewusste Haltung selbst geschädigt. Was schließen Sie daraus? Ja, wir können es rückgängig machen!

Wenn Sie auch keine Lust haben, »*die Gruppe der Menschen mit schlappen Hängepopos, den vorstehenden Bäuchen, steifen Gelenken, den verbogenen Hälsen und den hinkenden und zusammengekrümmten Figuren*« zu vergrößern, wie Martha

Podleschak das so schön in ihrem Buch beschreibt, dann sollten Sie Ihre Haltung verändern.

Unser Körper ist ein Wunderwerk. Stellen wir die ihn krank machenden und zerstörenden Faktoren ab, kann er sich in vielen Bereichen wieder regenerieren und erneuern.

Trennen Sie sich von diesem überflüssigen, unästhetischen und hässlichen Zeichen der Zeit. Ein »Altersbuckel« oder eine schlechte Haltung sind kein unausweichliches Schicksal, das jeden Menschen im mittleren oder hohen Alter befallen muss.

Es ist nicht das Alter, was uns die gebeugten, schmerzenden und steifen Bewegungen beschert. Es ist unsere ungenügende Aufmerksamkeit unserem Körper gegenüber. Wenn wir jung sind, ist unser Körper für uns da, da müssen wir nicht viel investieren. Werden wir älter, müssen wir für unseren Körper da sein. Je älter wir werden, umso mehr Training brauchen wir. Täglich.

Jetzt möchte ich Ihnen noch kurz verraten, wie Sie speziell die Sache mit der Haltung in den Griff bekommen.

Lesen Sie Bücher von Experten, die aufgrund ihrer eigenen jahrelangen Betroffenheit eine Methode entwickelt haben, die ihnen bis heute eine aufrechte und schmerzfreie Haltung garantiert. Zwei dieser Bücher habe ich Ihnen im Bücherverzeichnis genannt. Benita Cantieni, eine der Autoren, hat mir erzählt, dass sie im Laufe der Zeit um einige Zentimeter größer geworden ist und dass ein Arzt nicht glauben wollte, dass auf der Röntgenaufnahme ihrer Wirbelsäule einmal eine Skoliose (Verkrümmung) zu sehen gewesen sein soll.

Buchen Sie unter Umständen eine Einzelstunde und lassen sich diese Übungen maßgeschneidert für Ihren Körper zeigen.

Vorbei mit der Buckelei! Lassen Sie sich von diesem Zeichen der Zeit nicht länger niederdrücken. Richten Sie sich auf, nehmen Sie eine offene, aufrechte Haltung ein. Und ich garantiere Ihnen, es wird sich einiges verändern.

Und noch ein so genanntes Zeichen der Zeit, das man sogar ganz erheiternd finden kann.
Haben Sie schon mal in einem Café gesessen und beobachtet, wie eine Ladung Damen und Herren auf Kaffeefahrt hereinströmte? Ist Ihnen dabei etwas aufgefallen? Sie werden sagen: »Es gibt immer viel mehr Frauen in so einer Gruppe.« Da haben Sie Recht! Und was überwiegt bei den Frauen?

Der so genannte postmenopausale Pudellook, wie Christine Kaufmann ihn in ihrem Buch »Zeitlos schön« nennt. Ein übles Zeichen der Zeit! Es gibt ihn in den verschiedensten Farben – nicht nur in grau. Kleine Kringellöckchen, gleichmäßig rundherum über den Kopf verteilt. Halt eben eine Pudelfrisur!

Ich könnte mir vorstellen, dass die Nachbarin meines Freundes, die Frau, die sich darauf einstellt, mit 50 Jahren keine Frau mehr zu sein, sich diese Frisur sehr wahrscheinlich zulegen wird. Es ist so, als würden die Frauen mit dieser Frisur ihre Weiblichkeit ablegen. No Sex, No Fun, No Play! Einfach, praktisch, quadratisch ... halt, rund muss es heißen, und gut!

Bitte verstehen Sie mich nicht falsch. Es gibt Frauen, die mit einem Kurzhaarschnitt fantastisch aussehen. Aber sobald die Dauerwelle sprich Pudelwolle auf dem Haupte thront, setzt sie ein Zeichen. Ein Alterszeichen.
Und glauben Sie bloß nicht, dass so eine Frisur das verspricht, was Sie vielleicht von ihr glauben – kurz pflegeleicht und ver-

jüngend! Die Freundin meiner Jogging-Partnerin steht wegen ihrer Pudelfrisur unter ständigem Stress. Jedes Mal, wenn beide einen Walking-Termin vereinbaren und das Wetter zu feucht, zu heiß oder zu nass ist, sagt die Pudelfrisurbesitzerin den Termin mit ihr ab. Es könnte die Dauerwelle für den Rest des Tages leiden und in sich zusammensacken. Und dann diese ständige Abhängigkeit vom regelmäßigen Friseurbesuch! Kaum haben die Löckchen eine gewisse Länge überschritten, kann die Pracht jeden Augenblick in sich zusammenfallen. Nebel, Regen und Schwitzen werden zu persönlichen Feinden, denen man besser aus dem Weg geht.

Sie können dem Ganzen natürlich die Krone aufsetzen, indem Sie bei Regen die allseits bekannte praktische Plastikhaube aufsetzen und mit den angenähten Bändeln unter Ihrem Kinn befestigen, jeglicher Zerstörung Ihres Pudellooks zum Trotz.

So, Spaß beiseite und aufwachen! Trennen Sie sich schleunigst von diesen Relikten, falls Sie diese besitzen. Wenn schon eine Kurzhaarfrisur, dann bitte einen fetzigen Haarschnitt, der Ihren zeitlosen, persönlichen Stil unterstreicht. Wenn schon Regen, dann einen Hut, Schirm oder Mütze.

Ein neuer Blickwinkel
Starten Sie durch. Egal, auf welchem Gebiet,
egal, wie alt Sie sind und egal, mit welchen Zeichen
der Zeit behaftet!

Gut leben – ab sofort!

»Um leben zu können, muss ein Mensch an das glauben, wofür er lebt. Menschen siechen dahin und sterben, wenn ihr Glaubenskern verloren gegangen ist. Das Bedeutsamste, wofür man leben kann, ist, dass man sein volles Potenzial ausschöpft. In jedem beliebigen Alter sind der Körper und der Geist, den man erlebt, nur ein winziger Bruchteil von Möglichkeiten, die einem offen stehen – es gibt immer unendliche neue Fähigkeiten, Einsichten und Tiefen der Verwirklichung, die vor uns liegen.«
Diese weisen Worte stammen von dem Schriftsteller Huston Smith, den Deepak Chopra in einem seiner Bücher zitiert.

Das klingt verheißungsvoll, doch wie viele von uns wissen nicht einmal, was sie mit ihrem Leben anfangen sollen, wenn das Rentenalter erreicht ist. Viele Menschen haben überhaupt Mühe, ihrem Leben – auch in jungen Jahren – einen Sinn zu geben. Wir Menschen brauchen sinnvolle Aufgaben, um eine beglückende Existenz bis zum Lebensende genießen zu können. Wenn wir uns aus den gesellschaftlichen Erwartungen befreien und ein Lebensziel finden, in dem wir aufgehen, wird es uns davor bewahren, von ebendieser Gesellschaft als alter, nutzloser Mensch an den Rand des gesellschaftlichen Lebens gedrängt zu werden.

Menschen wie Leni Riefenstahl oder Johannes Heesters sind exemplarisch für Menschen, die ihr Leben lang das tun, was ihre Bestimmung, ihr Ideal ist. Und das weit über ihr neuntes Lebensjahrzehnt hinaus. Suchen Sie sich deshalb eine Aufgabe, die Ihren Idealen entspricht. Jeder von uns hat genügend Talente und Fähigkeiten mitbekommen, um ein zufriedenes und ausgefülltes Leben führen zu können. Durchforsten Sie Ihr Innerstes – forschen Sie nach Talenten und Fähigkeiten. Fragen Sie sich, was Sie als Individuum ausmacht und in welche Unternehmungen Sie in Zukunft Ihre Energie investieren wollen. Die Beschäftigungen in der zweiten Lebenshälfte werden sicher anderen Motivationen entspringen als denen, die Sie in jungen Jahren hatten. Konzentrieren Sie sich auf die Tätigkeit, die ihre Bedeutung für Sie behalten wird, auch wenn Sie einmal älter sind. Unter Umständen schaffen Sie eben einen neuen Beruf, eben den, der Ihren Wünschen und Neigungen entspricht.

Beginnen Sie so bald wie möglich darüber nachzudenken, was Sie in der Zukunft tun werden. Schaffen Sie sich ein erfüllendes Leben. Nachfolgend finden Sie eine Zusammenfassung der Punkte, die Ihnen helfen werden, Ihr Leben umzukrempeln. In den vorhergehenden Kapiteln sind sie bereits ausführlich besprochen worden.

• Planen Sie jetzt die nächsten zehn Jahre. Setzen Sie sich an einen ruhigen Ort, an dem Sie ungestört sind. Schreiben Sie auf, was Sie in zehn Jahren sein wollen – wie Sie sein wollen, wo Sie sein wollen. Machen Sie sich klar, was Sie nicht mehr wollen. Beschreiben Sie, wie Sie sich den Ablauf eines schönen Tages in zehn Jahren vorstellen.

• Visualisieren Sie sich jeden Tag vor dem Einschlafen diesen Tagesablauf. Geben Sie Ihrem Gehirn damit klare Anweisungen, damit es Ihr Unterbewusstsein, Ihre Gedanken und Handlungen so steuert, dass Sie das gewünschte Ergebnis erreichen.

• Fertigen Sie eine Collage daraus, was Sie sein, tun und haben wollen. Dieses Bild sollte alles enthalten, was Sie begehren.

Ihr Zuhause, eine Liebesbeziehung und/oder eine Familie, Ihre Tätigkeit, Ihr kreatives Leben, Ihre Hobbys. Schneiden Sie Bilder, Worte oder ganze Sätze aus Zeitschriften aus und kleben Sie diese Ausschnitte auf den Bogen, sodass ein Gesamtbild daraus entsteht. Sehen Sie diese bildhafte Lebensvision als eine Art Kompass an, damit Sie nicht von der Route zum Ziel abweichen. Schauen Sie sich jeden Tag diese Collage an. Füttern Sie Ihr Unterbewusstsein mit diesen Bildern, damit es arbeiten und Ihnen mit den Ergebnissen dienen kann.

• Aktivieren Sie täglich Ihre Drüsen. Machen Sie sich auch die Technik der Fußreflexzonenmassage zu Nutze und aktivieren Sie die entsprechenden Punkte an Ihren Füßen. Machen Sie Ihr Training jeden Tag zur gleichen Zeit. Was Sie über einen gewissen Zeitraum hinweg tagtäglich tun, wird sich zur einer Gewohnheit entwickeln, die Ihnen im wahrsten Sinne des Wortes in Fleisch und Blut übergehen wird.

• Hören Sie auf Ihre innere Stimme. Aus ihr spricht die Weisheit Ihres Körpers zu Ihnen.

• Führen Sie ein Traumtagebuch. Es wird Ihnen helfen zu verstehen, was auf der unbewussten Ebene in Ihnen vorgeht. Laut Candace Pert heißt das, das Gespräch zwischen Psyche und Soma, Körper und Geist zu belauschen und gegebenenfalls bewusst einzugreifen, denn ihrer Meinung nach können Träume Ihr ganz persönliches Frühwarnsystem sein, das Ihnen z.B. mitteilt, dass sich eine Krankheit anbahnt.

• Bewahren Sie Ihren Körper vor Giften aus der Nahrung und Getränken und vor negativen Gefühlen. Ihr Körper ist mit das

Wertvollste, was Sie in diesem Leben haben. Behandeln Sie ihn gut, pflegen Sie ihn, respektieren Sie ihn und behalten Sie ihn, so lange es geht. Finden Sie eine geeignete Ernährung, die Ihnen hilft, Ihr Körperfett zu reduzieren. Zehn Prozent zu viel Körperfett bedeutet ein erhöhtes Krebsrisiko, da das Körperfett ein Speicherplatz für alle möglichen Gifte aus der Nahrung, aus Medikamenten und aus der Umwelt ist. Schauen Sie sich die neue A & B Trennkost an (s. Bücherverzeichnis).

• Arbeiten Sie mit Ihrem Körper, bewegen Sie ihn. Trennen Sie sich von der Vorstellung, dass man im Alter keinen Sport mehr macht. Verbinden Sie Ihre Vorstellung von Sport mit Wohlgefühl, mit Freiheit und Sammeln von Energien. Verbinden Sie Sport mit der Vorstellung, etwas für Ihre Zellen zu tun, sie zu durchlüften, neu aufzutanken. Legen Sie beim Sport starke Lebensgefühle frei und wecken Sie in sich die Bilder, wie Sie sich mit jeder Bewegung von vollkommen Überflüssigem trennen.

• Schaffen Sie sich ein Zuhause, in dem Sie sich wohl fühlen. Befreien Sie sich von »Altlasten«. Gestalten Sie Ihre Räume licht und hell. Schaffen Sie sich eine ruhige Ecke oder ein Zimmer, in das Sie sich zurückziehen können zum Träumen, Visualisieren und Entspannen.

• Machen Sie Ihr Glück selbst. Warten Sie nicht darauf und suchen Sie es auch nicht. Sie würden nur enttäuscht sein. Glück entsteht in Ihnen. Es ist ein innerer Zustand, den Sie sich selbst schaffen können. Glücklich zu sein ist ein Geisteszustand, den Sie trainieren können, wie Benjamin Franklin es mit seinem Verhaltenskodex getan hat. Neid, Hass und falsche Erwartung dem Leben oder unserer Gesellschaft gegenüber sind ein fruchtbarer Boden für eine unglückliche Geisteshaltung. Abraham Lincoln hat gesagt: »*Die meisten Menschen sind so glücklich, wie sie sein wollen.*« Machen Sie es sich zur Angewohnheit, sich glücklich zu fühlen. Sie strahlen diesen inneren Zustand aus. Es ist, als würden Sie einen unsichtbaren Klebestreifen auf Ihren Weg legen. Menschen bleiben an Ihnen hängen, fühlen sich von Ihnen magisch angezogen, weil Menschen immer automatisch die Nähe von glücklichen Menschen suchen. Das Glück, das Sie beeinflussen können, entsteht aus einer bewussten Geisteshaltung und aus dem Verwirklichen unserer Träume, Visionen und Ziele.

• Achten Sie auch auf andere Bereiche in Ihrem Leben. Außer um Ihre Gesundheit, um Lebensaufgabe, Lebenssinn und Beziehungen sollten Sie sich auch um Finanzen kümmern. Lesen Sie darüber gute Bücher oder besuchen Sie Seminare.

Wenn Sie alleine nicht weiterkommen, suchen Sie sich Menschen, die bereits da sind, wo Sie selbst noch hin wollen, die Sie unterstützen und Ihnen Mut machen. Sie können sich auch gezielt einen Coach suchen, der Sie unter seine Fittiche nimmt, der Ihre Ziele im Auge behält und Sie fördert und fordert.

Ein neuer Blickwinkel
Planen Sie Ihr Leben neu.
Je aufregender, desto besser.

Was auf Sie zukommen wird

Wenn Sie den Entschluss gefasst haben, die vorgestellten Techniken anzuwenden, müssen Sie sich auf einiges gefasst machen. Es wird eine Veränderung in Ihnen, an Ihnen und um Sie herum bewirken. Man wird Sie fragen, was das Geheimnis Ihrer Veränderung ist.

Sollten Sie also beginnen, die hier vorgestellten Erfolgsregeln in die Tat umzusetzen, dann behalten Sie diese Absicht erst einmal für sich. Selbst beste Freunde und wohlmeinende Verwandte machen uns durch ihre Spötteleien nur allzu leicht unsicher. Lassen Sie sich von niemandem einreden, dass Ihr Vorhaben zum Scheitern verurteilt sei. Fällen Sie Ihr eigenes Urteil nach dem Durcharbeiten dieses Buches und treffen Sie Ihre eigenen Entscheidungen. Sie werden vermutlich nur bei den Menschen Unterstützung finden, die die gleichen Ziele verfolgen wie Sie.

Es können Veränderungen stattfinden, die Sie bewusst zunächst gar nicht wahrnehmen. Wissen Sie, dass Charme und Charisma zu 90% von unseren Augen ausgehen? Während meiner Zeit in der geriatrischen Rehaklinik arbeitete ich in einem Kreis junger hübscher Ergotherapeutinnen. Eine von ihnen hatte eine besondere Anziehungskraft auf uns alle. Bei Männern und Frauen. Ich habe mich lange gefragt, warum gerade sie so anziehend war, obwohl sie im klassischen Sinn nicht so schön war wie eine andere Kollegin von ihr. Es waren ihre strahlenden Augen! Das Weiß ihrer Augen war wirklich strahlend weiß. Kalifornische Wissenschaftler haben festgestellt, dass der Erfolg eines Menschen wesentlich durch die Ausdruckskraft seiner Augen und damit durch seine

Ausstrahlung bestimmt wird. Klaus Oberbeil zitiert eine Psychobiologin von der Universität of Southern California, die der Meinung ist, dass es *»ganz egal ist, ob es um Geld oder Liebe geht – die Augen sind stets die beste Waffe.«* Beobachten Sie einmal nächste Zeit Ihre Mitmenschen. Je strahlender und klarer das Weiß der Augen Ihres Gegenübers ist, desto mehr werden Sie der Ausstrahlung dieses Menschen erliegen. Je gesünder ein Mensch ist, desto klarer sind seine Augen.

Wenn Sie also wegen Ihres Aussehens Komplimente bekommen, kann es an der Ausstrahlungskraft Ihrer Augen liegen. Sie müssen auch damit rechnen, dass Ihnen Neid begegnet. Leider scheinen Frauen manchmal dazu zu neigen, positive Veränderungen bei ihren Geschlechtsgenossinnen herunterzuspielen und einige bösartige Sätze vom Stapel zu lassen. Meist geschieht das ja nicht offen und direkt, sondern eher hinter Ihrem Rücken. Rechnen Sie also mit folgenden Sätzen:

- Irgendetwas ist anders an ihr
- Mit ein paar Kilos mehr auf den Rippen sah sie wesentlich jünger aus
- Früher hat sie mir besser gefallen!
- Die hat bestimmt einen Typen kennen gelernt
- Sie hat wohl Probleme mit dem Älterwerden?
- Nein, da bleibe ich lieber wie ich bin
- Sie macht sich doch lächerlich
- In ihrem Alter könnte sie es etwas ruhiger angehen lassen
- Sie kann sich wohl damit nicht abfinden
- Sie ist viel zu dünn für ihr Alter

Haben Sie den einen oder anderen Satz schon gehört? Herzlichen Glückwunsch! Sie sind auf dem richtigen Weg, machen Sie weiter so!

Sie müssen auch damit rechnen, dass Ihre alten Bekanntschaften und Freundschaften ins Wanken geraten und man sich Ihnen gegenüber abweisend verhält. Dann ist der Zeitpunkt gekommen, schonungslos Aufklärungsarbeit zu leisten. Bevor man Sie für arrogant oder völlig durchgeknallt hält, ist es an der Zeit, Ihre neue Strategie zu erklären und auf dieses Buch hinzuweisen oder es weiterzugeben.

Vielleicht müssen Sie sich auch damit abfinden, die einen oder anderen Freunde oder Freundinnen zu verlieren. Es kann sein, dass Ihre neue Einstellung und Ihr Aussehen andere nachhaltig irritieren. Vielleicht ist es auch hier Zeit, neue Wege zu gehen.

Ein neuer Blickwinkel
Lernen Sie, sich ein dickes Fell zuzulegen.

Ende und Anfang

Für mich ist jetzt die Zeit gekommen, dieses Buch abzuschließen. Ich habe es geschrieben, weil ich absolut davon überzeugt bin, dass es nicht unsere Bestimmung ist, so zu altern, wie es die Mehrzahl von uns tut.

Irgendjemand hat einmal gesagt, dass Gott uns Menschen – im Gegensatz zu den Tieren – Bewusstsein gegeben hat und dass wir im Gegensatz zu den Tieren dafür auch bewusst altern. Das wäre der Fluch des Menschseins. Ich sehe das nicht so. Ich glaube, dass wir Bewusstsein bekommen haben, um es zu entdecken, zum Leben zu erwecken, einzusetzen und mit ihm zu arbeiten. Dass es unsere höchste Aufgabe im Leben ist, mit jedem Atemzug zu versuchen, ein volleres Bewusstsein zu erlangen – und nicht erst in der letzten Sekunde vor unserem Tode. Ich bin davon überzeugt, dass wir mit unserem Bewusstsein über unseren Alterungsprozess entscheiden können.

Wir können die Zeit nicht aufhalten. Doch wird unser Körper nicht die typische Abwärtsspirale erleben, wenn wir uns mental und emotional mit ihm befassen. Dazu brauchen wir Bewusstsein.

Vielleicht können Sie vieles von dem, was ich Ihnen vermittelt habe, einsehen, aber Ihnen fehlt noch der Glaube. Gerade hier ist unser Bewusstsein gefragt, das diese vielen neuen Gedanken verarbeiten muss. Es ist ein typisch menschlicher Wesenszug, neuen Ideen erst einmal misstrauisch gegenüberzustehen. Ihr Misstrauen wird verschwinden, wenn die zu erwartenden Erfolge einsetzen, und das werden sie, wenn Sie die beschriebenen Techniken regelmäßig anwenden. Der Erfolg wird auch Ihre letzten Zweifel zerstreuen.

Unser Glaube – unsere Naturgesetze, die uns bisher altern ließen –, genau dieser Glaube bringt Gedanken hervor, die ständig um das Altwerden kreisen. Wenn unsere Gedanken sich mit Wohlbefinden, Funktionstüchtigkeit und Jugendlichkeit bis ins hohe Alter befassen, entsteht umgekehrt die Energie, die genau das bewirken wird. Es ist kein Wunder oder etwas Übernatürliches. Nein, es ist nichts anderes als das Umkehren der Energie, die uns bisher altern ließ. Dieses Umkehren der Energie wird zu einem neuen Naturgesetz werden, das in jedem

wirkt, der den nötigen Glauben und Mut besitzt, um es anzu-
erkennen und für sich arbeiten zu lassen.

Dieses »Altwerden-Bewusstsein« entsteht ganz von selbst,
ohne jede Anstrengung unsererseits – es wird uns überall vor-
gelebt. Ein Leben ohne all die hässlichen Alterserscheinungen
muss hingegen gezielt erarbeitet werden – unter Einsatz unseres vollen Bewusstseins.
Wir haben die Macht, unser Bewusstsein zu unserem Nutzen
einzusetzen. Ich hoffe, Ihnen die Idee, dass wir unseren Alterungsprozess bewusst steuern können, näher gebracht zu haben.

Ich bin davon überzeugt, dass es unsere Bestimmung ist, unser
Leben und jedes einzelne Lebensjahr in Würde zu erleben. Ich
glaube, dass jetzt die Zeit dafür gekommen ist, diese Idee zu
leben. Wenn die Zeit reif ist, dann fällt uns das Fällige zu. Ich
bin davon überzeugt, dass Sie jetzt reif sind, diesen neuen Weg
zu gehen und nicht dem Schicksal zu überlassen, was mit Ihnen geschieht. Denn Sie wissen jetzt, dass es nicht Schicksal
ist, was über Ihre Gesundheit und Ihren Alterungsprozess bestimmt, sondern Sie selbst mit Ihrem Bewusstsein, Ihrem Glauben und den inneren Bildern, die Sie dazu haben.

Ja, ich glaube, dass Sie reif sind, diese neue Idee zu leben, denn
sonst hätten Sie das Buch nicht erhalten und nicht gelesen.
Ich hoffe, dass es mir gelungen ist, in Ihnen den Funken zu ent-
fachen, der Ihnen die Kraft und die Motivation gibt, einen neu-
en Anfang zu machen.
Ich wünsche mir, dass mit dem Ende dieses Buches für Sie ein
neuer Anfang möglich geworden ist. Sie stehen am Beginn eines neuen Lebens, wenn Sie es wollen. Ich wünsche Ihnen die

Geisteshaltung, die Sie lebendig sein lässt und Ihnen ermöglicht, ein Leben am »äußersten Rande der Zeit« zu führen. Eine Geisteshaltung, die Ihnen gestattet, Ihre Weltanschauung und Ihren persönlichen Glauben über das Altern zu hinterfragen und sich für eine zeitlose Neuausrichtung und einen neuen inneren Wachstumsprozess zu öffnen.

Lassen Sie sich nicht beirren. Gehen Sie diesen Weg konsequent. Damit beginnen Sie, Ihr Leben zu verändern. Handeln Sie.
Und vor allem: Leben Sie ein Leben in Würde.

Informationen über Seminare, Workshops, Einzelberatungen oder Ausbildungen erhalten Sie auf meiner Homepage:

http/www.margit-burkhart.de
oder unter meiner E-Mail-Adresse:
margit.burkhart@t-online.de

Eventuelle Fragen zu diesem Buch können Sie ebenfalls über meine Homepage oder E-Mail-Adresse an mich richten. Auch der Herbig Verlag wird Ihre Zuschriften an mich weiterleiten.

Margit Burkhart
Gröbenzeller Str. 116

82140 Olching

Telefon: 08142-593110
Telefax: 08142-597323

ANHANG

Bücher, die Sie weiterbringen

Zum Thema Ernährung/Gesundheit

Ehret, Arnold: Die schleimfreie Heilkost, Waldthausen Verlag, Stuttgart 2000

Jentschura, Peter/Lohkämper, Josef: Gesundheit durch Entschlackung, Eigenverlag, Orgon GmbH, 48163 Münster-Albachten, Münster 1998

De Lennart, Elenora: Gesund und schlank durch die neue A & B Trennkost, Heyne Verlag, München 2001

Montignac, Michel: Essen gehen und dabei abnehmen, Deutscher Taschenbuch Verlag, München 1999

Oberbeil, Klaus: Fit und schön durch richtige Ernährung, Cormoran Verlag, München 2000

Tilden, John H.: Mit Toxämie fangen alle Krankheiten an. Die Lehre von der Toxämie, Heilung ohne Medikamente, Waldthausen Verlag, Ritterhude 1990

Thalmann, Hasso H.: Jahre jünger!, Cornelia Ahlering Verlag, Jesterburg 1998

Weise, Devanando Otfried: Harmonische Ernährung, Goldmann Verlag, München 1992

Zum Thema Körper/Bewegung

Cantieni, Benita: Das Rückenprogramm für gute Haltung, mehr Beweglichkeit und Schmerzfreiheit, Verlag Gesundheit, Berlin 1999

Delavier, Frédéric: Muskel Guide, Gezieltes Krafttraining, Anatomie, BLV Verlagsgesellschaft, München 2000

Fixx, James F.: Das komplette Buch vom Laufen, Fischer Verlag, Frankfurt a. Main 1983

Kempf, H.-D. und *Strack, A.: Krafttraining mit dem Thera-Band*, Rowohlt Taschenbuch Verlag, Reinbeck b. Hamburg 1999

Love, Susan M./Lindsey, Karen: Das Hormonbuch. Was Frauen wissen sollten, Fischer Verlag, Frankfurt a. Main 1999

Mühlbauer, Winni: Ui! So einfach ist Laufen, Mühlbauer Verlag 1993

Podleschak, Martha: Ismakogie, Schön – geschmeidig – lebensfroh durch Befreiung von Haltungsschäden, Eigenverlag, A-1010 Wien, Neutorgasse 5, Wien 1996

Wagner, Franz: Reflexzonen Massage, Gräfe und Unzer Verlag, München 2000

Zum Thema Mentaltechniken/Lebensphilosophie

Capra, Fritjof: Lebensnetz, Scherz Verlag, München 1996

Chopra, Deepak: Die heilende Kraft, Droemer Knaur, München 1995

Csikszentmihalyi, Mihaly: Lebe gut, Klett-Cotta Verlag, Stuttgart 1999

Dacher, Elliot S.: Ein Kurs in Selbstheilung, Bauer Verlag, Freiburg 1997

Egli, Renè, Das LOLA-Prinzip, Editions D'olt, CH-Oetwil 1999

Kaba-Zinn: Stark aus eigener Kraft, Scherz-Verlag, München 1997

Moyers, Bill: Die Kunst des Heilens. Vom Einfluss der Psyche auf die Gesundheit, Goldmann, München 1996

Schäfer, Bodo: Wohlstand ohne Stress, Campus-Verlag, Frankfurt a. Main 2001

Adressen, die weiterhelfen

Ein bundesweites Netzwerk für ältere Fachleute, die ihr Wissen weitergeben wollen, knüpft der Senior Experten Service (SES). Er vermittelt auch Beratungsaufträge im Ausland, z. B. in der Entwicklungshilfe.
Service (SES)
Postfach 2262
53012 Bonn
Tel. 0228-26 09 00

Bildungswillige informiert die Bundesarbeitsgemeinschaft Wissenschaftliche Weiterbildung für Ältere. Dort gibt es Tipps für Angebote in Ihrer Nähe.
Pädagogische Hochschule Freiburg/Institut für Weiterbildung,
Kunzenweg 21
79117 Freiburg
Tel. 0761-68 22 44

In Bayern vermittelt das Projekt »Schwungfeder« Ideen und neue Aufgaben für Ältere. Informationen gibt es beim:
Evangelischen Bildungswerk
Herzog-Wilhelm-Str. 24
80331 München
Tel. 089-55 25 80-0

Ein Kölner Verein macht mächtig Dampf für die Älteren in Sport, Kultur und Gesellschaft:
Engage in Age
Am Engelshof 15
500859 Köln
Kontakt Gertrud Rost, Tel. 02234-49 5 34

Wer ehrenamtlich arbeiten will:
Über Projekte in verschiedenen Städten und Kreisen informiert die
Geschäftsstelle des Internationalen Jahres der Freiwilligen im Deut-
schen Verein für öffentliche und private Fürsorge
60439 Frankfurt am Main
Am Stockborn 1–3
Tel. 069-95 80 7-403
im Internet: www.ijf2001.de

Hier noch eine Internetadresse zur Kontaktsuche von »Menschen in
den besten Jahren«:
www.feierabend.com

DANKSAGUNG

Lange war es nur in meinen Gedanken, dieses Buch. Jetzt ist es zu Papier gebracht. Ich verneige mich geistig vor Timm Lessel für seine Unterstützung. Nicht nur dafür, dass er mir seit vielen Jahren ein guter und kritischer Freund, Berater und Mentor ist, sondern auch dafür, dass er für dieses Buch mein »privater« Lektor war. Seine stetige Motivation hat entscheidend zur Entstehung dieses Buches beigetragen.

Auf unbewusste Weise haben mich auch andere Persönlichkeiten motiviert, unterstützt und inspiriert. Ein Tausenddankeschön an Benita Cantieni für das Abendessen in München und die vielen guten Tipps rund um das Thema »Verlage«. Sabine Peistrup für ihr Vertrauen in mich und ihre Bereitschaft, meine Mentorin zu sein. Wolfgang Lang und seinem Team der Birkenbihl-Gruppe ein herzliches Dankeschön für das Stipendium und die hervorragende Betreuung während dieses Zeitraums.

Zu Dank verpflichtet bin ich meiner Schwester, Ingeborg Braganza. Für ihr geduldiges Anhören meiner unausgegorenen Gedanken in der Anfangsphase dieses Buches. Ohne ihre Aufmunterung wäre es schwer gewesen, den ersten Schritt zum Schreiben zu tun. Auch ein Dankeschön dafür, dass sie lange Jahre meine intimste Freundin war. Danke auch an meine Freundinnen, die mir durch ihre Äußerungen zum Thema »Altern« – ihnen meist unbewusst– herrliche Beispiele gaben.

Doch was wäre ein Buch ohne die Begleitung und volle Unterstützung einer guten Lektorin, die hilft, es in die Welt zu setzen. Ich habe sie – Gott sei Dank – in Gabriele Berding gefunden.

Dankbar bin ich – unendlich dankbar – meinem Mann. Für sein Verständnis, für seine Geduld und Unterstützung, damit ich mir den Luxus meiner ständig wandelnden Ideen und deren Umsetzung sowie des Schreibens leisten konnte. Ich danke ihm aus tiefsten Herzen und

Thank you for loving me

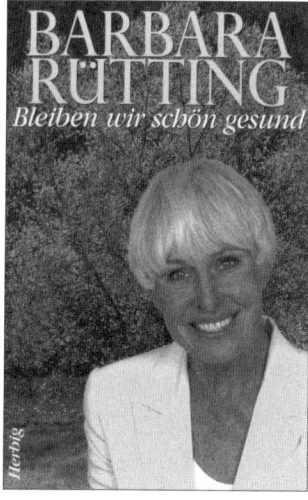

352 Seiten · ISBN 3-7766-2210-5

Barbara Rütting
Bleiben wir schön gesund

Gesundheit mit allen Sinnen erleben

*Die Schauspielerin, Bestseller-Autorin, Ernährungs-
spezialistin und Gesundheitsberaterin stellt ihre be-
währten und neu erprobten Hausmittel sowie ihre
neuesten Erkenntnisse zum Thema Gesundheit vor.
Das »Lebensbuch« umfasst die Themen Ernährung,
Bewegung, Hilfe bei Lebenskrisen, Schönheitspflege
und vieles mehr. Barbara Rütting vermittelt Optimismus und die Überzeugung, dass es immer einen
individuellen Weg zur Erhaltung der Gesundheit gibt.*

Herbig

Besuchen Sie uns im Internet unter http://www.herbig.net

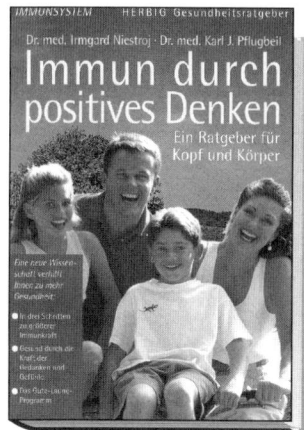

320 Seiten, ISBN 3-7766-2061-7

Irmgard Niestroy
Karl J. Pflugbeil

Immun durch positives Denken

In drei Schritten
zu größerer Immunkraft

Dieses Buch erklärt wichtige Zusammenhänge zwischen

Körper und Psyche und zeigt, wie eine Kombination aus

Entspannen, Denken und Handeln die Abwehrkräfte stärkt.

Werden Sie gesund durch die Kraft der Gedanken und Gefühle.

Herbig